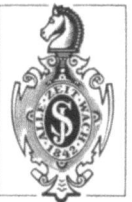

R. Blandfort, K. Fritz, E. März,
H.-E. Posth, W. Weissauer (Hrsg.)

Fachkommentar BMÄ/E-GO
Chirurgie

Unter Mitwirkung von

W. Beck, H. Bender, E. Brug, W.-H. Hardt, E. März,
H. Müller-Wiefel, F. Mütsch, H.-H. Spitalny
und W.-J. Zerweck

Springer-Verlag

Berlin Heidelberg New York
London Paris Tokyo
Hong Kong Barcelona
Budapest

Dr. Rudolf Blandfort
Neue Bahnhofstr. 5, W-6670 St. Ingbert

Dr. Kurt Fritz
Panoramastr. 18, W-7101 Flein

Dr. Ewald März
Rudolf-Hilferding-Str. 59, W-6000 Frankfurt/M.

Prof. Dr. Hans-Egon Posth
Hahnwaldweg 3, W-5000 Köln 50

Dr. Walther Weissauer
Obere Schmiedgasse 11, W-8500 Nürnberg

ISBN 978-3-642-48965-5   ISBN 978-3-642-77187-3 (eBook)
DOI 10.1007/978-3-642-77187-3

Dieses Werk ist urheberrechtlich geschützt. Die dadurch begründeten Rechte, insbesondere die der Übersetzung, des Nachdrucks, des Vortrags, der Entnahme von Abbildungen und Tabellen, der Funksendung, der Mikroverfilmung oder der Vervielfältigung auf anderen Wegen und der Speicherung in Datenverarbeitungsanlagen, bleiben, auch bei nur auszugsweiser Verwertung, vorbehalten. Eine Vervielfältigung dieses Werkes oder von Teilen dieses Werkes ist auch im Einzelfall nur in den Grenzen der gesetzlichen Bestimmungen des Urheberrechtsgesetzes der Bundesrepublik Deutschland vom 9. September 1965 in der jeweils geltenden Fassung zulässig. Sie ist grundsätzlich vergütungspflichtig. Zuwiderhandlungen unterliegen den Strafbestimmungen des Urheberrechtsgesetzes.

© Springer-Verlag Berlin Heidelberg 1992
Softcover reprint of the hardcover 1st edition 1992

Produkthaftung: Für Angaben über Dosierungsanweisungen und Applikationsformen kann vom Verlag keine Gewähr übernommen werden. Derartige Angaben müssen vom jeweiligen Anwender im Einzelfall anhand anderer Literaturstellen auf ihre Richtigkeit überprüft werden.

Die Wiedergabe von Gebrauchsnamen, Handelsnamen, Warenbezeichnungen usw. in diesem Werk berechtigt auch ohne besondere Kennzeichnung nicht zu der Annahme, daß solche Namen im Sinne der Warenzeichen- und Markenschutz-Gesetzgebung als frei zu betrachten wären und daher von jedermann benutzt werden dürften.

2124/3130 – 5 4 3 2 1 0 – Gedruckt auf säurefreiem Papier

Vorwort

In den bisher vorliegenden Kommentaren zum EBM (BMÄ/EGO) werden die allgemeinen Bestimmungen sowie die Gebührennummern der Grundleistungen und der fachbezogenen Kapitel je nach Auffassung und Erfahrung der Autoren ausführlich besprochen. Der Spielraum solcher Interpretationen ist dadurch begrenzt, daß sie mit den Absichten des Verordnungsgebers übereinstimmen müssen. Dies gilt auch für einen Fachkommentar, dessen Aufgabe es ist, den zuweilen unscharf gefaßten Wortlaut der Legenden zu den einzelnen Gebührennummern aus der Sicht des Fachgebiets auf ihren Sinngehalt zu prüfen, auszulegen und zu interpretieren.

Neben den Allgemeinen Bestimmungen ist aus chirurgischer Sicht vor allem Kap. N, Chirurgie/Orthopädie, interpretationsbedürftig. So führen z. B. unterschiedliche Betrachtungsweisen auf Grund lückenhaften Detailwissens über den Ablauf einer Operation zur mißverständlichen Auslegung einer Legende bis hin zur Zuordnung eines Eingriffes zu einer falschen Gebührennummer. Auch die Interpretation verschiedener Beratungs- und Gesprächsleistungen kann bei Berücksichtigung fachspezifischer Besonderheiten von anderen Auslegungen abweichen.

Der Berufsverband der Deutschen Chirurgen hat sich seit Inkrafttreten des EBM (BMÄ/EGO) 1987 darum bemüht, den Mitgliedern in Gebührenseminaren und Veröffentlichungen sowie in den *Informationen* Auslegungshilfen zu geben. Diese Veröffentlichungen der Gebührenkommission (R. Blandfort, K. Fritz, E. März, H.-E. Posth und W. Weissauer) werden jetzt auf Wunsch vieler Mitglieder in einer übersichtlichen Form als Loseblattausgabe herausgegeben, für die Ergänzungen in jährlichen Abständen vorgesehen sind. In der vorliegenden Fassung sind die Änderungen vom 1. 7. 1992 mit berücksichtigt.

Dem Springer-Verlag danken wir für die verlegerische Arbeit.

Gebührenkommission des Berufsverbandes
der deutschen Chirurgen

Inhalt

A. Allgemeine Bestimmungen

B. Grundleistungen

   Allgemeine Bestimmungen
- I. Beratungen und Visiten — Nrn. 1– 24
- II. Besuche (Nachlieferung)
- III. Verweilen, Konsilium, Assistenz (Nachlieferung)
- IV. Eingehende Untersuchungen — Nrn. 60– 62
- V. Verordnungen, schriftliche Mitteilungen, Gutachten — Nrn. 70– 79
- VI. Ambulante Operationen (Nachlieferung)
- VII. Operationen ohne Leistungsdefinitionen — Nrn. 95– 98

C. Sonderleistungen
- I. Anlegen von Verbänden — Nrn. 200– 247

E. Physikalisch-medizinische Leistungen
- I. Inhalationen — Nrn. 500– 502
- II. Krankengymnastik, Übungsbehandlungen, Extensionen — Nrn. 505– 514
- III. Massagen, Druck- und Saugverfahren — Nrn. 520– 528
- IV. Hydrotherapie, Thermotherapie — Nrn. 529– 539
- V. Elektrotherapie — Nrn. 548– 555
- VI. Lichttherapie — Nrn. 560– 566

N. Chirurgie, Orthopädie
- I. Wundversorgung — Nrn. 2000–2030
- II. Chirurgie der Körperoberfläche — Nrn. 2100–2180
- III. Extremitätenchirurgie — Nrn. 2200–2282
- IV. Knochenchirurgie — Nrn. 2300–2397
- V. Gelenkchirurgie — Nrn. 2400–2498
- VI. Hals- und Abdominalchirurgie — Nrn. 2600–2775
- VII. Thorax- und Gefäßchirurgie — Nrn. 2800–2871

A. Allgemeine Bestimmungen BMÄ und E-GO

A1. Eine Leistung ist nur berechnungsfähig, wenn der Leistungsinhalt vollständig erbracht worden ist. Eine Leistung ist dann nicht berechnungsfähig, wenn sie Teil des Leistungsinhalts einer anderen berechnungsfähigen Leistung ist. Dies gilt für Gesprächsleistungen wie Beratungen, Erörterungen, verbale Interventionen und psychotherapeutische Maßnahmen auch dann, wenn das Gespräch mit unterschiedlicher Zielsetzung (Diagnose/Therapie) geführt wird (Nrn. 1, 2, 3, 10, 11, 13, 100, 165, 171, 180, 190, 825, 845, 846, 850, 851, 860 bis 866, 875 bis 878, 885, 886 und 1180).
Leistungen aus den Abschnitten B IX (Prävention) und B X (Sonstige Hilfen), die ganz oder teilweise aus Beratungen und/oder klinischen Untersuchungen bestehen, sind nicht nebeneinander berechnungsfähig.
Ist die Berechnung von Leistungen nebeneinander ausgeschlossen, kann die jeweils höher bewertete Leistung berechnet werden. Gesprächsleistungen mittels Fernsprecher sind nur nach den Nrn. 1, 2, 3, 70, 100, 165 oder 170 berechnungsfähig.

Erläuterungen

1. Die vollständige Leistung

Eine Leistung ist nur berechnungsfähig, wenn der in der Legende festgehaltene Inhalt *vollständig* erbracht wurde. Dies gilt auch dann, wenn sie wegen der Besonderheiten des Falles nicht vollständig erbracht werden kann, z. B. wenn eine Endoskopie wegen der Abwehrhaltung des Pat. abgebrochen werden muß oder erst an einem anderen Ort, z. B. im Krankenhaus, beendet werden kann oder wenn eine vorgegebene Mindestzeit nicht erreicht wird, z. B. bei den Verweilgebühren. Ist der Inhalt einer Leistung nicht vollständig erbracht, weil das Leistungsziel nicht erreichbar war, wohl aber der Inhalt einer Teilleistung, die eine eigenständige Leistung darstellt, so kann diese abgerechnet werden (so auch Wezel-Liebold Stand 1. 7. 91, 10–1). Muß z. B. ein geplanter Eingriff in der Bauchhöhle während der Revision der Bauchhöhle wegen eines Narkosezwischenfalls abgebrochen und die Bauchhöhle wieder verschlossen werden, so ist der Leistungsinhalt der Position 2635 erfüllt und diese Nr. damit abrechenbar.
Teilhonorare für unvollständig erbrachte Leistungen sind nur noch bei den Besuchen möglich, bei denen der Arzt den Patienten nicht antrifft. Dazu bestimmt für die Ersatzkassen die Feststellung Nr. 503 der AG 19: Wird der Vertragsarzt in dringenden Fällen (z. B. zu einem Verkehrsunfall) gerufen und wird der Patient nicht mehr angetroffen, so kann der Vertragsarzt unter Angabe von Gründen die Nrn. 26 bis 30 in voller Höhe ansetzen.
Mit den anderen Kostenträgern sind für solche „unvollständigen" Besuche Teilhonorierungen aufgrund von Vereinbarungen zwischen den jeweiligen kassenärztlichen Vereinigungen und den Kassen vorgesehen.
Nach dem Kommentar von Wezel-Liebold, dem für Nordwürttemberg der Charakter verbindlicher Abrechnungsbestimmungen der KV zukommt, steht in solchen Fällen dem Arzt außer der Wegegebühr die jeweilige Besuchsgebühr, abzüglich der Beratungsgebühr, zu (W. L. Stand 1. 7. 91, 10–1).

2. Die selbständige Leistung

Der Satz „eine Leistung ist dann nicht berechnungsfähig, wenn sie Teil des Leistungsinhaltes einer anderen berechnungsfähigen Leistung ist" entspricht der schon bisher geltenden Regelung, daß nur selbständige Leistungen abgerechnet werden können. Die Abgrenzung zwischen selbständiger und unselbständiger Leistung ist oft schwierig. Sie kann sich ergeben aus:
2.1. dem Wortlaut der Legende,
2.2. dem Sinngehalt der Legende,
2.3. der Eigenständigkeit der Zielsetzung
2.4. der Eigenständigkeit der Methode.

2.1. Abgrenzung nach dem Wortlaut der Legende

2.1.1. Eine Reihe von Gebühren schließt mehrere unterschiedliche Leistungen in der Legende mit ein. *Beispiele:* Die Legende der Nr. 2132 „rekonstruktive Aufbauplastik nach Mammaamputation einschließlich Verschiebeplastik, ggf. einschl. Implantation einer Mammaprothese oder eines Hautexpanders" läßt eine gesonderte Berechnung der Nrn. 2151 und 2130 nicht zu. Die Nr. 2935 „Neurolyse als selbständige Leistung" geht in die Nr. 2936 „Neurolyse mit Nervenverlagerung und Neueinbettung" ein. Gelegentlich werden auch ganz unterschiedliche Leistungen zusammengefaßt, so in der Nummer 2666, in der außer der Vagotomie am Magen eine evtl. gleichzeitige Ulkusumstechung und/oder Pyloroplastik ebenso abgegolten werden wie eine gleichzeitige Gastroenterostomie. Solche Zusammenfassungen können aber auch zu Leistungsbeschreibungen führen, die genauer sind als in der GOÄ, so bei der Nr 2667 „Resezierende Operation am Magen, einschließlich der erforderlichen Enteroanastomosen".

2.1.2. Werden dagegen mehrere in einer Legende aufgeführte Leistungen als selbständige Alternativen gekennzeichnet, so können sie als selbständige Leistungen nebeneinander berechnet werden. Dies trifft für alle Leistungen zu, die in den Legenden durch „oder" getrennt sind.

2.1.3. Eine Reihe von Positionen enthalten in der Legende den Zusatz „als selbständige Leistung". Es sind dies die Nummern 2133, 2162, 2250, 2251, 2255, 2256, 2380, 2455, 2456, 2457, 2458, 2460, 2465, 2466, 2613, 2630, 2635, 2636, 2637, 2650, 2680, 2720, 2740, 2825, 2827, 2828, 2860, 2930, 2935.

Der Zusatz als „selbständige Leistung" muß als Warnhinweis verstanden werden, daß diese an sich selbständigen Leistungen nicht selten auch als notwendige Teilleistungen und damit als Bestandteil einer umfassenderen Leistung erbracht werden und dann nicht gesondert abgerechnet werden können.

Für die zur Durchführung des Zieleingriffes notwendige Präparation und Durchtrennung von Sehnen oder Muskeln kann deswegen die Nr. 2250 nicht zusätzlich angesetzt werden. Das gleiche gilt z. B. für die Nr. 2827 „Freilegung eines Blutgefäßes am Hals und Unterbindung oder Naht als selbständige Leistung" im Rahmen einer Strumektomie.

2.2. Abgrenzung durch den Sinngehalt der Legende

Läßt der Wortlaut mehrere Auslegungsmöglichkeiten offen, so muß nach dem Sinngehalt der Legende abgegrenzt werden. Unselbständig ist eine Leistung, wenn sie als Behandlungsabschnitt in den technischen, örtlichen und zeitlichen Ablauf einer umfassenden Leistung so zwingend eingebunden ist, daß nur bei Wahrung dieses Ablaufes die Leistung zustande kommt, die der Legende entspricht bzw. mit ihr gemeint ist.

Die unselbständige Leistung ist damit zu definieren als notwendiger Bestandteil einer umfassenderen Leistung.

So ist ein intraabdomineller Eingriff ohne Eröffnung und Verschluß der Bauchdecken nicht möglich: infolgedessen kann für diese Teilschritte der Operation keine Gebühr berechnet werden.

2.3. Abgrenzung durch die Eigenständigkeit der Zielsetzung

2.3.1. Das wesentliche Kriterium der Selbständigkeit einer Maßnahme ist die Eigenständigkeit der Zielsetzung und der Methoden. Dies gilt im Gegensatz zu der von K Ven und Kassen gelegentlich vertretenen Ansicht auch dann, wenn mehrere Eingriffe zur gleichen Zeit und am gleichen Ort aber mit unterschiedlichen Behandlungszielen erfolgen.

Auch die KBV hält zutreffend bei einer Probeausmeißelung aus einem Knochen, bei der wegen der besonderen Lokalisation zusätzlich die Präparation und Naht einer Strecksehne erforderlich ist und der Defekt mit Knochen- oder alloplastischem Material aufgefüllt werden muß, die Nummern 2245, 2366 und 2370 nebeneinander für berechenbar. Bei einer Entnahme von Knochenmaterial zur Defektdeckung ist zusätzlich die Nummer 2365 ansetzbar. (Schreiben vom 17. 09. 90 AZ. 87 N IV 100).

2.3.2. Andererseits aber reicht die identische Zielsetzung für sich allein nicht aus, um die Selbständigkeit ärztlicher Maßnahmen in Frage zu stellen. Erforderlich ist der „technische Zusammenhang" in dem Sinne, daß es sich um einen *notwendigen* Zusammenhang handelt.

Diese Einschätzung wird durch das Urteil des Sozialgerichtes Hannover vom 25. 01. 67/S 10 Ka 43/66 bestätigt. Darin wird zur Begründung für die Berechenbarkeit eines zusätzlichen Kompressionsverbandes neben einem Wundverband dargelegt, daß eine Leistung nur dann *Bestandteil* einer anderen Leistung sein kann, wenn sich die „andere Leistung" aus mehreren Leistungen zusammensetzt. Die „– hauptsächlich technische –" Abhängigkeit von der anderen Leistung, der notgedrungene Zusammenhang mit der anderen Leistung sei charakteristisch für den Bestandteilsbegriff.

Durch dieses Urteil ist auch klar gestellt, daß diagnostische Leistungen, Anästhesie, Infusionen, Transfusionen, Laborleistungen, die einem Eingriff vorausgehen oder ihn begleiten, also die sogenannten „flankierenden Maßnahmen", keine Bestandteile dieses Eingriffes, sondern auch dann selbständige Leistungen sind, wenn sie eine unabdingbare Voraussetzung für die Indikationsstellung und Durchführung des Eingriffes darstellen.

So sind diagnostische Maßnahmen zwar die Voraussetzung zur Therapie, aber nicht ein Bestandteil nachfolgender therapeutischer Maßnahmen. Dies gilt auch dann, wenn ein diagnostischer Eingriff einem therapeutischen vorausgeht, z. B. eine Punktion des Douglas-Raums der Eröffnung eines durch die Punktion diagnostisch abgesicherten Abszesses oder eine diagnostische Peritonealspülung einer Laparatomie.

Ebenso sind Röntgendurchleuchtungen (BV/TV), die zur Einrichtung von Frakturen oder zur Lokalisation von Fremdkörpern notwendig sind, selbständige und damit berechenbare Leistungen.

Der Zusatz „einschließlich Drainage" bei der Eröffnung eines großen Gelenkes nach den Nummern 2456, 2457 und 2458 läßt die Berechnung der Einbringung einer Spüldrainage nach 2215 über einen gesonderten Zugang ebenso zu wie die der Nummer 2030 „Einbringen einer oder mehrerer Saugdrainagen in eine Wunde über einen gesonderten Zugang". Es handelt sich dabei nicht um einen notwendigen Bestandteil der Eröffnung dieser Gelenke, die auch mit einer nur örtlichen, nicht abrechenbaren Drainage abgeschlossen werden kann, sondern um Maßnahmen mit den eigenständigen Zielsetzungen der Spülung bzw. der Saugung.

Leistungslegenden, die Eingriffe beschreiben, die in mehreren zeitlich getrennten Schritten erfolgen und trotzdem als *eine* Leistung bewertet werden, kommen in den neuen Gebührenordnungen nicht mehr vor, so daß es dadurch bedingte Interpretationsschwierigkeiten weder hinsichtlich der Vollständigkeit noch der Selbständigkeit gibt.

2.4. Abgrenzung durch Eigenständigkeit der Methode

Die Leistungsbeschreibungen umfassen prinzipiell alle unterschiedlichen Methoden, mit denen die Leistung erbracht werden kann, sofern nicht spezielle Leistungslegenden etwas anderes bestimmen. Dies trifft bisher lediglich für arthroskopische Operationen zu, ist aber wohl auch für die laparoskopischen Eingriffe zu erwarten.

3. Gesprächsleistungen

Nach A 1, Satz 3 sind Leistungen, die ausschließlich aus Gesprächen bestehen, wie die Nrn. 1 bis 8, 10, 11 und 12 (die übrigen Gesprächsleistungen spielen in der Chirurgie keine Rolle) nicht nebeneinander berechenbar.

Neben diesem generellen Ausschluß gibt es spezielle Ausschlüsse. So sind nach der Anmerkung hinter Nr. 13 neben einer Reihe für unser Fachgebiet nicht relevanter Leistungen aus dem Bereich „Prävention und Sonstige Hilfen", auch die Nummern 1 bis 6, 8, 17, 22 und 23 nicht berechnungsfähig. Weitere Ausschlüsse finden sich in den allgemeinen Bestimmungen B 1. Alle diese speziellen Ausschlüsse haben keine medizinisch-sachliche Rechtfertigung, sondern dienen ausschließlich der Begrenzung des Honorars.

4. Höherbewertete Leistungen

Die Regelung, daß bei Ausschluß der Berechnung von Leistungen nebeneinander, die am höchsten bewertete Leistung angesetzt werden kann, entspricht der bisherigen Auffassung.

5. Simultaneingriff

Fortgefallen ist die bisherige Kürzung um den Leistungsansatz für die Eröffnung der Brust- und Bauchhöhle bei der Durchführung mehrerer Eingriffe in diesen Körperhöhlen in einer Sitzung.

6. Sonstiges

Im Rahmen der kassen- und vertragsärztlichen Tätigkeit sind nur Leistungen abrechenbar, die in dem Verzeichnis der kassen- und vertragsärztlichen Leistungen aufgeführt sind. Eine Abrechnung nicht aufgeführter Leistungen durch analoge Bewertungen wie in der GOÄ ist nicht möglich. Operationen ohne Leistungsdefinition sind nach den Nrn. 95 bis 98 berechenbar.

A2. In den berechnungsfähigen Leistungen sind – soweit nichts anderes bestimmt ist – enthalten
- **allgemeine Praxiskosten,**
- **Kosten, die durch die Anwendung von ärztlichen Instrumenten und Apparaturen entstanden sind,**
- **Kosten für Einmalspritzen, Einmalkanülen, Einmalhandschuhe, Einmalrasierer, Einmalharnblasenkatheter, Einmalskalpelle, Einmalproktoskope, Einmaldarmrohre, Einmalspekula und Einmalküretten,**
- **Kosten für Reagenzien, Substanzen und Materialien für Laboratoriumsuntersuchungen,**
- **Kosten für Filmmaterial und Radionuklide,**
- **Portokosten und Versandkosten, ausgenommen jene, die bei Versendungen von Arztbriefen (z. B. Befundmitteilungen, Befundberichte nach Nr. 74, Briefe nach Nr. 75) und im Zusammenhang mit Versendungen im Rahmen der Langzeit-EKG-Diagnostik, Laboratoriumsdiagnostik, Zytologie, Histologie, Zytogenetik, Strahlendiagnostik, Anwendung radioaktiver Substanzen sowie der Strahlentherapie entstehen.**

Feststellung der AG 19 zur E-GO: Die Kosten für Mittel zur Durchführung von kryochirurgischen Leistungen sind in den abrechnungsfähigen Leistungsansätzen enthalten und demzufolge nicht gesondert berechnungsfähig (Feststellung Nr. 501).

Feststellung der AG 19 zur E-GO: Operationsabdecktücher, auch Einmalabdecktücher, sind als Bestandteil der allgemeinen Praxiskosten in den abrechnungsfähigen Leistungen enthalten (Feststellung Nr. 594).

Erläuterungen

1. Abgeltungsfunktion der Gebühren

Das in den Gebührenordnungen in Punkten ausgedrückte Leistungsentgelt setzt sich zusammen aus der Vergütung für die persönliche Leistung des Arztes, den Ersatz für die allgemeinen Praxiskosten und den übrigen in A 2 aufgeführten Kosten einschließlich der Ausgaben für Materialien, die in bestimmten Leistungen mit eingeschlossen sind, wie z. B. das Material für die frischbereitete Packung nach Nr. 5344.

1.1. Allgemeine Praxiskosten

Zu den allgemeinen Praxiskosten gehören sowohl die Investitionskosten (Einrichtungen, Apparate, Instrumente) als auch die Betriebskosten.
Dies sind unter anderem:
- die Kosten für Praxisräume (Miete, Strom, Gas, Heizung, Reinigung),
- Personalkosten einschließlich Sozialversicherung und evtl. Sachbezüge wie Dienstkleidung, Waschen der Dienstkleidung, Personalbuchhaltung,
- die Abschreibungen, ggf. Zinsen für Investitionen, sowie die Kosten für Anschaffungen von Gütern bis 800,– DM,
- Fahrzeugkosten, einschließlich evtl. notwendiger Taxifahrten,
- die Kosten der Fortbildung einschließlich Bücher und Zeitschriften,
- Prämien für Haftpflichtversicherung und sonstige betriebliche Versicherungen,
- alle sonstigen Ausführungen, die durch die Praxisführung bedingt sind: wie Rechnungsstellung und Einziehung der Honorare, Steuerberatung und dgl.

1.2. Anwendung von ärztlichen Instrumenten und Apparaturen

Sie sind weder gegenüber den allgemeinen Praxiskosten noch den Kosten für die Behandlung einzelner Patienten ausreichend abgrenzbar. Deswegen wird ihre Zuordnung zu den berechenbaren besonderen Kosten ausdrücklich ausgeschlossen.

1.3. Nicht berechnungsfähige Materialien

In A 2 werden hinter dem 3. Spiegelstrich Materialien aufgeführt, die nicht gesondert berechnungsfähig sind, obwohl sie prinzipiell den in A 4 aufgeführten besonderen Sachkosten zuzuordnen wären, weil sie mit der einmaligen Anwendung bei einem bestimmten Patienten verbraucht sind.

Da nur die Einmalharnblasenkatheter erwähnt werden, sind andere Katheter berechenbar, soweit dies nicht durch die Legenden einzelner Leistungen ausgeschlossen wird.

1.4. Porto- und Versandkosten

Der letzte Absatz von A 2 enthält eine Klarstellung hinsichtlich der Porto- und Versandkosten, die in einzelnen KV-Bereichen bisher den Kassen nicht oder nur teilweise in Rechnung gestellt werden konnten. Die Regelung der erstattungsfähigen Porto- und Versandkosten ist im einzelnen dem Kapitel U „Pauschalerstattungen" zu entnehmen.

2. Abweichende Regelungen

Der Teilsatz – „soweit nicht anders bestimmt ist" – weist darauf hin, daß die Legenden einzelner Leistungen etwas anderes bestimmen können, und daß Abweichungen im Rahmen der Vereinbarungen zwischen den einzelnen kassenärztlichen Vereinigungen und den Landesverbänden der Primärkassen über die kassenärztliche Verordnung von Sprechstundenbedarf möglich sind. Hier besteht also ein Verhandlungsspielraum für die kassenärztlichen Vereinigungen. Es ist für die Chirurgen dringend notwendig, daß dieser Spielraum in Anbetracht der hohen Kosten für Einmalartikel bei ambulanten Operationen (jeweils mindestens 2 Paar Handschuhe, dazu Hauben und Mundschutz, Einmalabdecktücher nach Art des Eingriffes, 1 Einmalskalpell) genützt wird.

**A 3. Kosten für Versandmaterial, für den Versand des Untersuchungsmaterials und für die Übermittlung des Untersuchungsergebnisses innerhalb einer Apparate- bzw. Laborgemeinschaft oder innerhalb eines Krankenhausgeländes sind nicht berechnungsfähig. Dies gilt auch, wenn Material oder Teile davon unter Nutzung der Transportmittel, des Versandweges oder der Versandgefäße der Apparate- bzw. Laborgemeinschaft zur Untersuchung einem zur Erbringung von Leistungen beauftragten Arzt zugeleitet wird.
Werden aus demselben Körpermaterial sowohl in einer Laborgemeinschaft als auch von einem Laborarzt Leistungen des Kapitel 0 ausgeführt, so kann der Laborazt bei Benutzung desselben Transportweges Versandkosten nicht berechnen. Dies gilt auch dann, wenn ein Arzt eines anderen Gebietes Auftragsleistungen aus dem Kapitel 0 erbringt.**

Erläuterungen

Für die in A 3 aufgeführten Versandwege können weder die Versandpauschalen nach Kapitel U noch die für den Versand verwendeten Behälter abgerechnet werden. Ebensowenig die Kosten für die Übermittlung der Ergebnisse.

A 4. In den berechnungsfähigen Leistungen sind – soweit nichts anderes bestimmt ist – nicht enthalten:
- **Kosten für Arzneimittel, Verbandmittel, Materialien, Instrumente, Gegenstände und Stoffe, die nach der Anwendung verbraucht sind oder die der Kranke zur weiteren Verwendung behält,**
- **Kosten für Einmalinfusionsbestecke, Einmalinfusionskatheter, Einmalinfusionsnadeln und Einmalbiopsienadeln,**
- **Telefonkosten, die entstehen, wenn der behandelnde Arzt mit dem Krankenhaus zu einer erforderlichen stationären Behandlung Rücksprache nehmen muß.**

Erläuterungen

In A 4 werden Medikamente, Materialien und Gegenstände aufgeführt, die als besondere Sachkosten bei der Durchführung von Leistungen anfallen und die nicht durch die jeweiligen Gebühren abgegolten sind.
1. Sofern es sich dabei um Mittel handelt, die nur für einen einzelnen Patienten notwendig und mit der einmaligen Anwendung verbraucht sind, werden sie den Kassen über ein auf den Namen dieses Pat. ausgestelltes Rezept in Rechnung gestellt oder vom Arzt direkt bezogen und über den Behandlungsschein abgerechnet. Dies gilt z. B. für Osteosynthesematerial. Besonders teure Geräte, wie Herzschrittmacher oder Medikamentenpumpen sollten verordnet und von den Kassen direkt – evtl. nach einem Kostenvoranschlag – an den Lieferanten bezahlt werden.
2. Sofern es sich um Mittel handelt, die bei mehreren Kranken Verwendung finden, fallen sie unter den *Sprechstundenbedarf*. In den Vereinbarungen über den Sprechstundenbedarf, die mit den Ersatzkassen bundesweit, mit den Primärkassen in den jeweiligen KV-Bereichen getroffen werden, sind diese Mittel einzeln aufgeführt. Dabei bestehen

zum Teil Abweichungen zwischen den verschiedenen Kassenärztlichen Vereinigungen.

Beim Bezug von Verband- und Nahtmaterial, das unter den Sprechstundenbedarf fällt, wird man preisgünstige Möglichkeiten des Direktbezuges vom Großhandel bzw. vom Hersteller schon im eigenen Interesse nutzen.

Der Sprechstundenbedarf wird mit Ausnahme von Bayern für Pflichtkrankenkassen und Ersatzkrankenkassen getrennt angefordert. Der Umfang muß dabei dem jeweiligen Patientenanteil entsprechen.

Der Sprechstundenbedarf für Angehörige der Bundeswehr, des Bundesgrenzschutzes und des Zivildienstes ist jetzt den Ersatzkassen zugeordnet. Für die Sozialhilfe bestehen von KV zu KV unterschiedliche Regelungen. Bei den Postbeamten Gruppe A (mit Krankenschein) werden die Leistungen nach der GOÄ abgerechnet, die Kosten auf dem Schein in DM angegeben. Für die Bundespostbeamten Gruppe B gelten die Bestimmungen der GOÄ auch für die Sachkosten.

Bei Praxiseröffnung muß die Erstausstattung aus eigenen Mitteln bezahlt werden, der tatsächliche Verbrauch kann dann nach Ablauf des 1. Quartals geltend gemacht werden.

Wegen der erheblichen regionalen Unterschiede ist es zweckmäßig, die in der jeweiligen KV geltende Regelung anzufordern.

3. Nach den allgemeinen Bestimmungen sind Telefonkosten „erstattungsfähig, die entstehen, wenn der behandelnde Arzt mit dem Krankenhaus zu einer erforderlichen stationären Behandlung Rücksprache nehmen muß". Dieser Satz schließt jedoch die Berechenbarkeit von Gesprächen nicht ausdrücklich aus, die zur Einholung von Befunden des vorbehandelnden Arztes, zu einer schnellen Information bei Auftragsleistungen oder zur Bestellung eines Krankentransportes notwendig sind. Auch die Möglichkeit zu Sondervereinbarungen, wie sie bisher in einzelnen KV-Bereichen bestehen, wird damit nicht ausgeschlossen. So sind in Nordbaden und Nordwürttemberg alle im Rahmen der kassenärztlichen Versorgung im Interesse der Pat. geführten Telefongespräche, also auch mit Angehörigen, Arbeitgebern, Vertrauens- oder Betriebsärzten bei Versicherten der Pflichtkrankenkassen berechenbar, nicht aber bei Mitgliedern der Ersatzkrankenkassen.

B. Grundleistungen

Von den *Präventionsleistungen* sind für den Chirurgen lediglich die Untersuchungen zur Früherkennung von Krebserkrankungen (Nr. 157 bis 159) von Bedeutung. Bei den *Sonstigen Hilfen* sind es die Nrn. 180 bis 184 für die Durchführung von Sterilisationen.

Allgemeine Bestimmungen

B 1. Beratungen nach den Nrn. 1, 4, 8, 100 oder 165 sind im Behandlungsfall (Quartal) insgesamt nur einmal neben Leistungen aus den Abschnitten B IX und B X sowie aus den Kapiteln C bis T berechnungsfähig, sofern die Berechnungsfähigkeit dieser Leistungen nebeneinander nicht nach Kapitel A – Allgemeine Bestimmungen Nr. 1 – ausgeschlossen ist. Werden darüber hinaus weitere Beratungen nach den Nrn. 1, 4, 8, 100 oder 165 erbracht, können diese nur anstelle und nicht neben Leistungen aus den Abschnitten B IX und B X sowie aus den Kapiteln C bis T abgerechnet werden.

Erläuterungen

1. Behandlungsfall

Der Behandlungsfall umfaßt alle während eines Quartals vom selben Arzt erbrachten Leistungen. Mit dem neuen Quartal beginnt ein neuer Behandlungsfall, auch wenn es sich um die Fortsetzung der im vergangenen Quartal begonnenen Therapie derselben Erkrankung handelt.

2. Abrechenbarkeit der Nrn. 1, 4 und 8 in Verbindung mit einer Sonderleistung

Gegenüber den früheren Bestimmungen besteht eine wesentliche Änderung darin, daß Beratungen nach den Nrn. 1, 4 oder 8 (die Nrn. 100 und 165 fallen für den Chirurgen nicht an) neben Leistungen aus den Abschnitten B IX und B X sowie nach den Kapiteln C bis T zwar auch weiterhin nur einmal im Behandlungsfall angesetzt werden können, daß aber diese Möglichkeit nicht mehr auf die *erste* Leistung aus diesen Abschnitten beschränkt wird. Es bleibt also dem Arzt überlassen, zu welchem Zeitpunkt der laufenden Behandlung er die Nrn. 1 bzw. 4 oder 8 neben einer Sonderleistung ansetzt.

Dabei ist es zulässig und gelegentlich sinnvoll, wenn der Pat. im Laufe desselben Quartals wegen einer zweiten Erkrankung kommt, eine geringer bewertete Sonderleistung oder eine 1 zu streichen, die bei der Behandlung der ersten Erkrankung angesetzt wurde, um die sonst verbrauchte 4 bzw. 8 wieder freizubekommen.

Dies trifft z. B. zu, wenn bei der Erstbehandlung einer einfachen Prellung nach der symptombezogenen klinischen Untersuchung lediglich ein Verband angelegt wurde und wenn der Pat. noch einmal zur operativen Versorgung einer Wunde kommt, der eine klinische Untersuchung der Verletzung nach Nr. 4, ggf. mit Teiluntersuchung eines anderen Organsystems nach Nr. 8, vorausgehen muß.

Vorstellbar ist auch, daß zunächst in Verbindung mit einer Röntgenuntersuchung nur eine 1 angeschrieben wurde, die man wieder streicht, wenn bei der zweiten Krankheit die Nrn. 4 bzw. 8 in Kombination mit einer Sonderleistung notwendig wird, die höher bewertet ist als Nr. 1.

Aufgehoben ist die einschränkende Regelung, daß eine Beratung neben einer Sonderleistung auch dann nicht angesetzt werden kann, wenn im Behandlungsfall bereits ein Besuch abgerechnet wurde.

Da die Visiten nicht mehr unter die Beratungsleistungen fallen, sondern dafür die Nrn. 17 bis 24 angesetzt werden, ist jetzt bei belegärztlicher Tätigkeit im Gegensatz zu früher bei einer ambulanten Weiterbehandlung Nr. 1 bzw. Nr. 4 oder Nr. 8 in Verbindung mit einer Sonderleistung berechenbar, sofern dies nicht schon bei einem früheren Sprechstundenkontakt im gleichen Quartal geschehen ist.

Wird eine Beratung nach Nr. 1 gleichzeitig mit einer geringer bewerteten Sonderleistung erbracht, kann die Beratung anstelle dieser Sonderleistung berechnet werden, wenn durch ein kurzes informatives oder beratendes persönliches Gespräch (z. B. der Frage nach der Wirkung eines Medikamentes, nach Schmerzen, Rat zu Bädern, Bewegungsübungen oder dergleichen) der Mindestinhalt der Nr. 1 erfüllt ist (so auch Wezel-Liebold 10–16, Stand 1. 10. 90).

B 2. Neben Auftragsleistungen kann eine Beratung grundsätzlich nicht berechnet werden. Ausnahmen bestehen bei Erbringung von Auftragsleistungen nach den Nrn. 604, 621, 635 bis 642, 725, 727, 740, 741, 750, 751, 760 bis 763, 5025, 5026, 5035, 5071, 5075, 5091, 5092, 5100 bis 5145, 5150, 5155, 5411 und 5413, sofern die medizinische Notwendigkeit besteht, den Kranken zu beraten und ggf. zu untersuchen. In diesen Fällen können hierfür die Leistungen nach den Nrn. 1 bis 6 entsprechend ihrem Leistungsinhalt neben den jeweiligen Auftragsleistungen berechnet werden.

Ergibt sich bei sonstigen Auftragsleistungen aus besonderen Umständen oder besonderen Schwierigkeiten der Durchführung ausnahmsweise die Notwendigkeit einer Beratung unmittelbar durch den ausführenden Arzt, kann diese nur nach den Nrn. 1, 2 oder 3 unter Angabe der Diagnose oder des Befundes und mit entsprechender Begründung abgerechnet werden. Erläuterungen und Hinweise für den Kranken sowie Anweisungen und Befragungen (z. B. zu vorangegangenen strahlendiagnostischen oder strahlentherapeutischen Maßnahmen) sind im Zusammenhang mit der Erbringung von Auftragsleistungen nicht berechnungsfähig. Die nach ärztlicher Beurteilung des Ergebnisses von Auftragsleistungen ggf. notwendigen Beratungen, Erörterungen oder anderen ärztlichen Leistungen sind vom auftragserteilenden, behandelnden Arzt zu erbringen.

Erläuterungen

Die Formulierung „grundsätzlich" bedeutet im juristischen Sprachgebrauch, daß Ausnahmen möglich sind. So ist ab 01.10. 88 bei den in Abs. 1, Satz 2 aufgeführten endoskopischen und radiologischen Leistungen die Abrechnung der Nrn. 1 bis 6 zugelassen, sofern sie aus medizinischen Gründen notwendig sind. Dies dürfte für Endoskopien immer zutreffen. Möglich ist nach B 2, Abs. 2 auch außerhalb des speziellen Katalogs des Abs. 1 die zusätzliche Berechnung der Nrn. 1 bis 3, wenn besondere Umstände oder besondere Schwierigkeiten der Durchführung ausnahmsweise eine Beratung durch den ausführenden Arzt notwendig machen. In diesen Fällen sind Diagnose oder Befund anzugeben und die Notwendigkeit der Beratung zu begründen. Eine solche Besonderheit kann die Feststellung einer schwerwiegenden Erkrankung, z. B. der begründete Verdacht auf ein Karzinom, sein, wenn durch die Beratung sichergestellt werden soll, daß der Patient die weitere Diagnostik und Therapie nicht verzögert.

Die Aufklärung über mögliche Kontrastmittelreaktionen berechtigt nicht zum Ansatz der Nr. 1.

Bei Auftragsleistungen zur Untersuchung von übersandtem Material entfällt die Berechnung einer Beratung.

Werden therapeutische Auftragsleistungen erteilt, kann ein operativer Eingriff ohne vorherige Untersuchung durch den Operateur einschließlich der zugehörigen Beratung schon aus „rechtlichen" Gründen nicht erfolgen. Dies deckt sich mit der Auffassung anderer Kommentatoren, nach der gleichfalls unter Auftragsleistungen in der Regel nur diagnostische „Zuweisungen" (Wezel-Liebold 10–22, Stand 1. 4. 92), aber keine therapeutischen Maßnahmen zu verstehen sind.

Bei Überweisungen zur Ausführung eines Rahmenauftrages zur Klärung einer Verdachtsdiagnose oder bei Überweisungen zur Konsiliaruntersuchung sind alle dazu erforderlichen Untersuchungen abrechenbar. Die Regeln der Stufendiagnostik und der Gebote der Wirtschaftlichkeit sind dabei zu beachten.

B 3. Mehr als eine Beratung an einem Tag kann nur dann berechnet werden, wenn sie durch die Beschaffenheit des Krankheitsfalles geboten waren. Die Abrechnung ist neben der Uhrzeitangabe besonders zu begründen.

B. Grundleistungen

Bei Berechnung von mehr als einer Visite pro Tag ist eine Begründung erforderlich mit Ausnahmen von Visiten am Operationstag und/oder an dem auf die Operation folgenden Tag.

Erläuterungen

Bezieht sich eine Beratung bei derselben Inanspruchnahme auf verschiedene Erkrankungen, kann die Beratungsgebühr nur einmal angesetzt werden.
Macht die Erkrankung eine nochmalige Untersuchung und/oder Beratung am gleichen Tag notwendig oder sucht der Pat. wegen einer vermeintlichen oder tatsächlichen Verschlimmerung den Arzt erneut auf, sind dadurch bedingte Leistungen, auch wiederholte Beratungsleistungen am gleichen Tag, berechenbar. Neben der Uhrzeit *muß* dabei auf dem Behandlungsschein auch der Grund angegeben werden.
Ist nach dem Ergebnis der ersten Beratung nach 1 bis 8 die Durchführung weiterer, spezieller Untersuchungen (Röntgen, Labor) geboten, kann eine 2. Beratung auch am gleichen Tag erforderlich werden, um mit dem Pat. die Ergebnisse dieser speziellen Untersuchung sowie die daraus zu ziehenden Schlußfolgerungen und therapeutischen Maßnahmen zu besprechen.
Wird dagegen eine Beratung an einem Tag lediglich aus technischen oder organisatorischen Gründen geteilt und erbringen erst die beiden Arztkontakte gemeinsam den vollständigen Beratungsinhalt, dann ist die im Kölner Kommentar vertretene Auffassung über die „Unteilbarkeit" der Beratung zutreffend.

B 4. Der Arzt erhält für jeden Besuch Wegegeld oder eine Wegegeldpauschale. Näheres ist vertraglich zu regeln.
Vertragliche Bestimmungen BMÄ: Führt ein Kassenarzt wegen örtlicher Gegebenheiten oder aufgrund sonstiger nicht durch die Art der Erkrankung bedingter Umstände die Behandlung des Patienten außerhalb der Praxis durch, so kann anstelle der Besuchsgebühr nur eine Beratungsgebühr oder die Leistung nach Nr. 70 in Ansatz gebracht werden.

Erläuterungen

Die Höhe der Wegegebühren und alle Abrechnungsbedingungen (z. B. ab wann Wegegeld je nach Fahrstrecke, Errechnung der Fahrstrecke, Aufteilung bei Besuchsrundfahrten zu mehreren Patienten, Form der Abrechnung) sind in den einzelnen KVen für die Primärkassen unterschiedlich. Für die Ersatzkassen ist die Regelung im § 4 der Allgemeinen Bestimmungen EGO festgelegt. Die Höhe des Wegegeldes wird in den Nrn. 7160 und 7161 (hinter den Besuchen nach Nr. 34 bis 39) geregelt.
Die vertraglichen Bestimmungen BMÄ schließen die zusätzliche Berechnung der im Einzelfall notwendigen und durchgeführten Leistungen nicht aus, sondern lediglich die Berechnung einer Wegegeldpauschale.

B. Grundleistungen

I. Beratungen und Visiten

Allgemeine Bemerkungen zu den Beratungen

Die bisher mit ganz unterschiedlichen Leistungen überfrachtete Nr. 1 ist bei der Neugestaltung der Beratungsgebühren in die Nrn. 1 bis 6, 8, 10, 11, 14, 70 und 180, sowie die für den Chirurgen in der Regel nicht anfallenden Nrn. 13, 100, 165, 171 und 190 unterteilt worden. Die Nrn. 4 bis 6 und 8 nehmen eine Doppelstellung insofern ein, als sie sowohl den Gesprächsleistungen als auch den aus der Kombination der alten Nrn. 1 und 65 hervorgegangenen Untersuchungsleistungen zuzuordnen sind, zu denen noch die eingehenden Untersuchungen nach den Nrn. 60, 61, 62 und 63 gehören. Aus dieser Doppelstellung der Nr. 4–8 ergibt sich, daß diese Nrn. nicht zusätzlich zu den übrigen Gesprächsleistungen, aber auch nicht zu den Nrn. 60 bis 63 abgerechnet werden können.

Auslegungsprobleme und die zum Teil unscharfen Grenzen zwischen den einzelnen Gesprächsleistungen und den klinischen Untersuchungen lassen eine Dokumentation auch da zweckmäßig erscheinen, wo sie nicht ausdrücklich gefordert wird.

In der Legende verlangt wird diese Dokumentation bei den Nrn. 60, 61 und 63 sowie in Form der Begründung bzw. der Uhrzeitangabe, wenn mehrere Beratungen oder Visiten am gleichen Tag erfolgen, für Einzelvisiten nach den Nrn. 18 bis 24 und die Besuche nach den Nrn. 26 und 29. Fehlt die Dokumentation, gelten diese Leistungen als nicht vollständig erbracht und können damit nicht abgerechnet werden.

Bei Leistungen mit Zeitvorgaben ist es ratsam, die genaue Uhrzeit in der Karteikarte festzuhalten und die Gesamtzeit auf dem Krankenschein hinter der entsprechenden Nr. zu notieren, z. B. für die Assistenz bei Operationen und für zeitgebundene Anästhesieleistungen.

Davon zu unterscheiden ist die Dokumentation, die aus forensischen, nicht gebührenrechtlichen Gründen vom Arzt gefordert wird. Die Auffassung, daß Eintragungen in Karteikarten und Krankenblätter lediglich Gedächtnisstützen für den Arzt sind, ist in der Rechtsprechung aufgegeben. Es wird gefordert, daß Ergebnisse der Anamnese und erhobene Befunde so zu dokumentieren sind, daß auch nach längerer Zeit anhand der Aufzeichnungen überprüft werden kann, ob und wieweit Änderungen des klinischen Befundes eingetreten sind.

In Übereinstimmung mit der Rechtsprechung bestimmt § 47 des Bundesmantelvertrages vom 28. 09. 90 „Der Kassenarzt hat die Befunde, die Behandlungsmaßnahmen sowie die veranlaßten Leistungen einschließlich des Tages der Behandlung in geeigneter Weise zu dokumentieren."

Besondere Bemerkungen

1 *Beratung, auch mittels Fernsprecher* **80**

Allgemeine Bestimmungen: Die alleinige Ausstellung von Wiederholungsrezepten und/oder Überweisungsscheinen ist nicht nach Nr. 1 sondern nach Nr. 70 berechnungsfähig.

1. Die Beratung umfaßt entsprechend der Bedeutung des Wortes die Erteilung ärztlicher Ratschläge und Empfehlungen (z. B. Diätanweisung, Anweisung zu selbsttätigen Bewegungsübungen), die Befragung des Pat. sowie die für die Erteilung von Ratschlägen notwendige Interpretation von Befunden. Die Verordnung von Arznei-, Heil- und Hilfsmitteln im Rahmen eines Arzt-Patienten-Kontaktes entspricht ihrem Wesen nach ebenso einer Beratung wie die geplante Überweisung an einen anderen Arzt mit einer bestimmten Fragestellung.

Eine „Überweisung auf Wunsch" ohne Arztkontakt ist nach Nr. 70 abzurechnen.

2. Werden Untersuchungen durchgeführt, die niedriger bewertet sind als eine Beratung, und erfolgt eine Beratung zusätzlich zu diesen Sonderleistungen, so kann sie *anstelle* der Sonderleistung berechnet werden, soweit die gleichzeitige Bere-

chung nicht schon „verbraucht" ist oder für einen späteren Zeitpunkt aufgespart werden soll.

Wenn ein Arzt eine diagnostische oder therapeutische Maßnahme durchführt, für die es keine Leistungsposition gibt, z. B. die Beurteilung des Heilverlaufes einer Wunde, eine grobe Orientierung über die Beweglichkeit der Finger beim Faustschluß, so kann dafür wie bisher nur die Nr. 1 angesetzt werden.

Dem entspricht die Auffassung von Wezel-Liebold (10–34, Stand 1. 4. 91), nach der die „Beratung" über den Wortgehalt hinaus eine Auffangposition darstellt, die dem bei anderen Nationen gebräuchlichen Begriff „Konsultation" gleichzusetzen ist.

3. Die Beratung eines Angehörigen kann dann abgerechnet werden, wenn es sich bei dem Pat. um ein Kind, einen psychisch Kranken (auch Suchtkranken) oder einen so schwer erkrankten Patienten handelt, daß die pflegerischen und sonstigen Maßnahmen nur mit den Familienangehörigen bzw. der Pflegeperson besprochen werden können.

4. Eine bloße Auskunfterteilung an Dritte ist, auch wenn sie auf Wunsch des Patienten erfolgt, ebensowenig abrechenbar wie Ratschläge, die sich auf persönliche Probleme beziehen, die keinen Krankheitswert haben und die nicht unter den Nrn. 13, 100, 165, 171, 180 oder 190 aufgeführt sind. Solche Probleme sind z. B. Schulschwierigkeiten, soweit sie nicht in den jugendpsychiatrischen Bereich fallen.

Wenn bei kosmetischen Problemen nicht sicher zu entscheiden ist, ob ihnen Krankheitswert zukommt, dann soll vor einer evtl. Operation sicherheitshalber eine Stellungnahme des Vertrauensarztes der zuständigen Krankenkasse eingeholt werden.

Der Zeitraum, in dem eine Beratung nach Nr. 1 abzurechnen ist, umfaßt die Zeit von Montag bis Freitag zwischen 8.00 und 19.00. Er ist damit im Gegensatz zu den Bestimmungen des alten EBM unabhängig von der jeweiligen Sprechstundenzeit.

2 *Beratung, auch mittels Fernsprecher,* **200**
zwischen 19.00 und 8.00

Allgemeine Bestimmungen: Die Leistungen nach den Nrn. 2 und 5 sind nicht berechnungsfähig, wenn Sprechstunden innerhalb der in den angegebenen Nrn. genannten Zeiten abgehalten werden oder Beratungen für diese Zeiten vereinbart worden sind.

Zur Sprechstunde zählt auch die Zeit, in der der Arzt vor oder nach der Beendigung der offiziellen Sprechzeiten fortlaufend tätig ist. Die während dieser Zeit erbrachten Leistungen können deswegen nicht nach den Nrn. 2 und 5 berechnet werden. Sucht dagegen der Patient den Arzt außerhalb der Sprechstunde vor 19.00 Uhr auf und dauert die Beratung bis nach 19.00 Uhr, so ist die Gebühr nach Nr. 2 ansetzbar.

Ohne Bedeutung für die Ansetzbarkeit der Nr. 2 ist die Diagnose, deretwegen eine Nachtberatung erfolgte. Maßgeblich ist allein, daß der Pat. ohne bestellt zu sein und ohne daß der Arzt noch Sprechstunde abhält, während der Zeit von 19 bis 8 Uhr den Arzt aufsucht oder anruft. (So auch Wezel-Liebold, 10–39 Stand 1. 4. 92)

Im Gegensatz zur Beratung nach Nr. 1 können neben der Nr. 2 ebenso wie neben der Nr. 3, 5 und 6 Sonderleistungen ohne Einschränkungen angesetzt werden.

Die Regelung der Nachtberatung nach Nr. 2 gilt auch für Wochenenden und Feiertage.

3 *Beratung, auch mittels Fernsprecher,* **150**
an Samstagen, Sonntagen und gesetzlichen Feiertagen sowie am 24. und 31. Dezember

Die Nr. 3 ist auch dann berechnungsfähig, wenn am Samstagvormittag Sprechstunde abgehalten wird oder ein Beratungstermin an einem der in der Legende aufgeführten Tage festgelegt wurde. Dies gilt auch für die Nr. 6.

4 *Beratung, einschl. symptombezogener* **120**
klinischer Untersuchung

Vertragliche Bestimmungen BMÄ und EGO: Neben den Leistungen nach den Nrn. 4 bis 6 und 8 sind die Leistungen nach den Nrn. 1 bis 3, 10, 11, 13, 14, 17, 60, 61, 62, 63, 360, 800, 801, 850, 950 bis 955, 1070, 1202, 1205, 1207, 1209, 1216 bis 1219, 1228, 1240, 1242, 1255, 1530, 1531, 1551 und 1775 nicht berechnungsfähig.

Ferner sind neben den Leistungen nach den Nrn. 4 bis 6 und 8 Leistungen aus den Abschnitten B IX und B X, die klinische Untersuchungen (Nrn. 101 bis 105, 140, 142 bis 149, 157, 158, 160, 161, 162, 166, 173, 180, 181, 190, 192) enthalten, nicht berechnungsfähig.

B. Grundleistungen

Die Leistungsbeschreibung der Nr. 4 entspricht dem typischen Arzt-Patienten-Kontakt. Sie umfaßt die Befragung und die auf Grund der geäußerten Beschwerden und der bestehenden Symptome notwendigen klinischen Untersuchungen. Dazu gehören in Abhängigkeit von der jeweiligen Symptomatik Inspektion, Palpation, Perkussion, Auskultation und die Prüfung der Motorik, der Sensibilität, der Durchblutungsverhältnisse sowie der aktiven und passiven Beweglichkeit, ebenso die Suche nach Schmerzpunkten, Muskelhärten und dergleichen. Einfache Messungen z. B. der Pulsfrequenz, des Blutdruckes, der Temperatur oder des Gewichtes rechtfertigen für sich allein nicht den Ansatz der Nrn. 4 bis 6.

Mit eingeschlossen sind auch die für ein Beratungsgespräch notwendigen diagnostischen und therapeutischen Überlegungen.

Für die Abgrenzung zwischen Beratungen nach Nr. 1–3 und Untersuchungen nach Nrn. 4–6 sind die Begriffe „Blickdiagnose" (Kölner Kommentar S. 58) und „partielle Inaugenscheinnahme" (Wezel-Liebold 10–33, Stand 1. 4. 91) aus chirurgischer Sicht abzulehnen.

Auch bei einer Beschränkung auf „die alleinige Inspektion begrenzter Hautbezirke – insbesondere an üblicher Weise unbekleideten Körperstellen" (Kölner Kommentar Seite 58) würden darunter nicht nur die Beurteilung einer Verbrennung 1. oder 2. Grades an diesen Hautpartien fallen, sondern genauso die Diagnose einer Dupuytren-Kontaktur, eines Ganglions, eines Panaritiums oder eines Atheroms. Da eine notwendige Entkleidungsmaßnahme keine ärztliche Leistung darstellt, ist nicht auszuschließen, daß der Nr. 1 auch die Diagnose einer Phimose oder einer Hammerzehe zugeordnet werden.

Der Kommentar von Wezel/Liebold wählt die Hammerzehe als Beispiel für die partielle Inaugenscheinnahme (Inspektion). Dem kann aus chirurgischer Sicht nicht zugestimmt werden, da der Chirurg über die operative Therapie entscheiden muß. Dazu ist eine Prüfung der aktiven und passiven Beweglichkeit, der etwaigen Beeinträchtigung der Gehfähigkeit und die Untersuchung schmerzhafter Hornschwielen im Regelfall notwendig. Auch in keinem anderen der hier nur beispielhaft aufgeführten Fälle kann eine Therapieentscheidung getroffen werden, die sich lediglich auf die Inaugenscheinnahme stützt.

In Zweifelsfällen ist die von der KBV getroffene Formulierung hilfreich, daß immer dann, wenn zur Inspektion eine manuelle Handlung dazukommt, keine Beratung nach Nr. 1, sondern eine Leistung nach Nr. 4 vorliegt.

Erweist es sich als notwendig, die zunächst nur auf ein Symptom bezogene Untersuchung auf mehr als 1 Organsystem auszuweiten, fällt Nr. 8 an. Ganzkörperuntersuchungen können nur Allgemeinmediziner, praktische Ärzte, Internisten und Kinderärzte nach Nr. 60 abrechnen, die übrigen Arztgruppen nur nach Nr. 61, die auch für die Untersuchung eines ganzen Organsystems ansetzbar ist, sofern diese Untersuchungen nicht unter die Nr. 63 fallen.

Werden zusätzlich zu den therapeutischen Überlegungen Erörterungen mit dem Patienten notwendig, die dem Leistungsinhalt der Nr. 10 entsprechen, kann diese Nummer in Verbindung mit Nr. 14 anstatt der Nr. 4 angesetzt werden.

Im Rahmen eines Behandlungsfalles kann die Nr. 4 im Zusammenhang mit Sonderleistungen nur einmal angesetzt werden, sofern diese Möglichkeit nicht schon für die Nr. 1 oder 8 in Anspruch genommen wurde, sie unterliegt aber für sich allein keiner zahlenmäßigen Beschränkung.

Einer Leistung nach Nr. 4 wird so gut wie immer der erste Arzt-Patienten-Kontakt entsprechen, soweit nicht höher bewertete Beratungen und Untersuchungen erfolgen. Symptombezogene Untersuchungen werden aber im Laufe einer Behandlung oft auch mehrfach notwendig sein. Dies gilt z. B. für Funktionskontrollen im Rahmen einer Nachbehandlung von Unfällen oder operativen Eingriffen an den Extremitäten, bei der Behandlung von Schmerzzuständen an den Gelenken, der Wirbelsäule oder den Sehnenscheiden.

Nach operativen Eingriffen sind bei Schmerzangaben Kontrollen des Operationsgebietes auch mit Palpation der Umgebung notwendig. Nach der Punktion von Gelenkergüssen oder Hämatomen müssen durch Kontrolluntersuchungen, die sich nicht nur auf eine Inspektion beschränken können, Rezidive ausgeschlossen werden. Nach dem Anlegen von Gipsverbänden sind am nächsten Tag Durchblutung und Sensibilität zu prüfen.

Bei Wadenschmerzen nach Operationen und Ruhigstellung muß an eine beginnende Thrombose gedacht und eine Ausschlußuntersuchung durchgeführt werden. Die Ergebnisse einer Bewegungstherapie sind durch zwischenzeitliche genaue

B. Grundleistungen

Kontrollen der Funktion (mit Dokumentation!) zu überprüfen, ebenso beim Behandlungsabschluß.

Zur Beurteilung eines Operationsergebnisses bedarf es einer Abschlußuntersuchung.

Abrechnungstechnische Überlegungen sind oft zusätzlich angezeigt; so liegt der Punktwert eines Salbenverbandes mit zusätzlichem Kompressionsverband über dem der Nr. 4.

Ebenso wie eine 2malige Beratung nach Nr. 1 kann auch eine 2malige Untersuchung am selben Tag notwendig und damit berechenbar sein, z. B. beim Verdacht auf eine akute Appendizitis, die Nr. 61 für die Erstuntersuchung und die Nr. 4 für die notwendige Kontrolluntersuchung nach einigen Stunden, sofern nicht auch dann eine erneute Untersuchung nach Nr. 61 notwendig ist.

5 *Beratung, einschl. symptombezogener Untersuchung zwischen 19 und 8 Uhr* **260**

Allgemeine Bestimmungen: Die Leistungen nach den Nrn. 2 und 5 sind nicht berechnungsfähig, wenn Sprechstunden innerhalb der in den angeführten Nrn. genannten Zeiten abgehalten werden oder Beratungen für diese Zeiten vereinbart worden sind.

Vertragliche Bestimmungen BMÄ und EGO: Neben den Leistungen nach den Nrn. 4 bis 6 und 8 sind die Leistungen nach den Nrn. 1 bis 3, 10, 11, 13, 14, 17, 60, 61, 62, 63, 360, 800, 801, 850, 950 bis 955, 1070, 1202, 1207, 1209, 1216 bis 1219, 1228, 1240, 1242, 1255, 1530, 1531, 1551 und 1775 nicht berechnungsfähig.

Auch zusätzlich zur Nr. 5 können Sonderleistungen ohne Einschränkung angesetzt werden.

Hinsichtlich der zeitlichen Abgrenzung der Berechnungsmöglichkeit wird auf die besonderen Bemerkungen zu Nr. 2 hingewiesen.

6 *Beratung, einschließlich symptombezogener klinischer Untersuchung, an Samstagen, Sonntagen und gesetzlichen Feiertagen sowie am 24. und 31. Dezember* **210**

Vertragliche Bestimmungen BMÄ und EGO: Neben den Leistungen nach den Nrn. 4 bis 6 und 8 sind die Leistungen nach den Nrn. 1 bis 3, 10, 11, 13, 14, 17, 60, 61, 62, 63, 360, 800, 801, 850, 950 bis 955, 1070, 1202, 1205, 1207, 1209, 1216 bis 1219, 1228, 1240, 1242, 1255, 1530, 1531, 1551 und 1775 nicht berechnungsfähig.

Ferner sind neben Leistungen nach den Nrn. 4 bis 6 und 8 Leistungen aus den Abschnitten B IX und B X, die klinische Untersuchungen (Nrn. 101 bis 105, 140, 142 bis 149, 157, 158, 160, 161, 162, 166, 173, 180, 181, 190, 192) enthalten, nicht berechnungsfähig.

Siehe dazu Nr. 3

8 *Beratung, einschl. symptombezogener klinischer Untersuchung im Bereich von mehr als einem Organsystem* **150**

Allgemeine Bestimmungen: Als Organsystem gelten die in den Leistungslegenden zu den Nrn. 61, 63, 800 und 820 genannten Bereiche.

Vertragliche Bestimmungen: Neben den Leistungen nach den Nrn. 4 bis 6 und 8 sind die Leistungen nach den Nrn. 1 bis 3, 10, 11, 13, 14, 17, 60, 61, 62, 63, 360, 800, 801, 850, 950 bis 955, 1070, 1202, 1205, 1207, 1209, 1216 bis 1219, 1228, 1240, 1242, 1255, 1530, 1531, 1551 und 1775 nicht berechnungsfähig.

Ferner sind neben Leistungen nach den Nrn. 4 bis 6 und 8 Leistungen aus den Abschnitten B IX und B X, die klinische Untersuchungen (Nrn. 101 bis 105, 140, 142 bis 149, 157, 158, 160, 161, 162, 166, 173, 180, 181, 190, 192) enthalten, nicht berechnungsfähig.

Vertragliche Bestimmungen BMÄ: Messungen allein z. B. des Blutdrucks, des Körpergewichts, der Körpertemperatur erfüllen den Leistungsinhalt der Nrn. 4 bis 6 und 8 bzw. 62 nicht.

Für die allgemeine Chirurgie hat die Nr. 8 bei richtiger Auslegung große Bedeutung und wird vielfach dort ansetzbar sein, wo bisher die Nr. 4 zu berechnen war.

Als Beispiele seien aufgeführt: Unfälle, von denen sowohl der Bewegungsapparat als auch der Schädel betroffen wurde, so daß eine grobneurologische Untersuchung notwendig ist, das Schulterarmsyndrom, unklare Schmerzen im Leistenbereich mit der notwendigen Differentialdiagnose zwischen einem beginnenden Leistenbruch und einer Koxarthrose, der Verdacht auf ein Karpaltunnelsyndrom und eine Vielzahl unklarer Schmerzsyndrome, an denen Nervensystem und Bewegungsapparat beteiligt sind oder deren Be-

B. Grundleistungen

teiligung differentialdiagnostisch ausgeschlossen werden muß.

Eine Narbenkontraktur erfordert nicht nur eine Beurteilung des Zustandes der Narbe selbst, sondern auch ihrer Auswirkung auf die Bewegungsverhältnisse. Eine hochgradige Hyperplasie der Mamma kann Beschwerden von seiten der Wirbelsäule verursachen, und hinter einer vermeintlichen Mastodynie kann ein Paget-Syndrom stekken.

Im operativen Bereich kann eine Untersuchung nach Nr. 8 erfolgen, wenn bei kleinen Eingriffen mit geringen Mengen eines Lokalanästhetikums eine eingehende Untersuchung nach der Nr. 61 einschließlich Dokumentation nicht notwendig und auch zu aufwendig ist. Da man aber auch bei diesen Patienten auf eine kurze orientierende Untersuchung des Herz-Kreislauf-Systems neben der Beurteilung des Lokalbefundes nicht verzichten kann, wird in solchen doch recht häufigen Fällen der kleinen Chirurgie die Nr. 8 anzusetzen sein.

Nach den allgemeinen Bestimmungen B 1 kann die Nr. 8 neben Leistungen aus den Abschnitten B IX und B X sowie aus den Kapiteln C bis D nur einmalig im Behandlungsfall angesetzt werden und das auch nur, sofern diese Möglichkeit nicht schon für die Nrn. 1 bzw. 4 in Anspruch genommen wurde. Ggf. kann es sinnvoll sein, eine dieser Nrn. bzw. eine Sonderleistung zu streichen.

10 *Erörterung und Planung gezielter therapeutischer Maßnahmen zur Beeinflussung chronischer Erkrankungen oder Erkrankungen mehrerer Organsysteme insbesondere mit dem Ziel sparsamer Arzneitherapie, einschl. Beratung, ggf. unter Einbeziehung von Bezugspersonen, ggf. einschl. Anfertigung schriftlicher ärztlicher Empfehlungen.* **180**

Allgemeine Bestimmungen: 1. Neben der Leistung nach Nr. 10 ist die Leistung nach Nr. 76 nicht berechnungsfähig.
Eine mehrfache Berechnung der Nr. 10 im Behandlungsfall bedarf der Begründung.
Neben den Leistungen nach den Nrn. 10, 11 und 13 sind die Leistungen nach den Nrn. 1–6, 8, 17, 22 und 23 nicht berechnungsfähig.

Die Leistungen nach den Nrn. 10, 11 und 13 sind nicht nebeneinander berechnungsfähig.

1. Zu den Erörterungsgebühren nach den Nrn. 10 und 11 bestehen z. T. unterschiedliche Auffassungen und damit Abrechnungsschwierigkeiten. Von manchen KVen wird in Prüfbescheiden die Ansicht vertreten, daß es sich bei der Nr. 10 um eine reine Hausarztleistung handelt. Obwohl diese Meinung weder durch die Legende noch durch eine entsprechende Ausschlußbestimmung gedeckt ist, hat das Sozialgericht Düsseldorf entschieden, daß die Leistung nach Nr. 10 „eindeutig dem Verhältnis zwischen Patient und behandelndem Arzt zugewiesen ist und nicht dem Tätigkeitsbereich des konsiliarisch wirkenden Arztes zugeordnet werden kann" (SG Düsseldorf, S 25 Ka 4/90, 27. Juni 1990).

Dies kann akzeptiert werden, wenn sich die konsiliarische Untersuchung auf die Erhebung und Mitteilung eines Befundes beschränkt, der dazu dient, das Bild des behandelnden Arztes zu vervollständigen und ihm so eine abschließende Diagnose und die Einleitung einer Therapie zu ermöglichen. Erfolgt jedoch die Überweisung mit der Frage nach einem Therapievorschlag, dann genügt nicht die Befunderhebung, sondern es müssen alle Therapiemöglichkeiten mit dem Patienten erörtert werden. Dazu ist es notwendig, daß sich der Chirurg eingehend über die individuellen Verhältnisse und über die Erwartungen orientiert, die der Patient in die Behandlung setzt und er wird zu dieser Erwartungshaltung Stellung nehmen müssen.

Sind diese, unter 4. ausführlich dargestellten Voraussetzungen erfüllt, dann ist der Ansatz der Nr. 10 berechtigt. Generelle Kürzungen mit dem Hinweis, daß es sich um eine konsiliarische Untersuchung gehandelt hat, soll deswegen nicht akzeptiert werden, auch nicht von Krankenhausärzten, die besonders oft betroffen sind.

2. Nr. 10 beinhaltet die Erörterung und Planung gezielter therapeutischer Maßnahmen zur Beeinflussung entweder *chron. Erkrankungen* oder *Erkrankungen von mehreren Organsystemen*. Der Teilsatz „insbesondere mit dem Ziel sparsamer Arzneitherapie" ist nur ein Beispiel für die nähere Zielsetzung. Akute Erkrankungen rechtfertigen in keinem Fall den Ansatz der Nr. 10.

3. Mit dem Begriff „Erörterung" ist der Dialog zwischen dem Arzt und dem Pat. zur Abklärung der Probleme gemeint, die bei chronischen Erkrankungen auftreten. Dieses Gespräch wird die Vor- und Nachteile unterschiedlicher Behandlungsmaßnahmen, aber auch notwendige Änderungen der Lebensführung, manchmal ebenso der Erwartungshaltung der Patienten hinsichtlich der Grenzen einer therapeutischen Beeinflußbarkeit seines Leidens einschließen müssen.

4. Entsprechend dem gegenüber einer Beratung nach Nr. 1 deutlich erhöhten Punktwert, muß ein solches Gespräch auch erheblich zeitaufwendiger sein als eine normale Beratung.

Die Nr. 10 ist immer dann ansetzbar, wenn eine chron. krankhafte Veränderung vorliegt, zu deren Behandlung oder Behebung verschiedene Therapiemöglichkeiten bestehen und diese Möglichkeiten mit dem Patienten in einem ausführlichen Gespräch erörtert werden.

Dies gilt für Erkrankungen des Bewegungsapparates, bei denen gemeinsam mit dem Patienten zu entscheiden ist, ob Medikamente, physikalische Behandlung, Kur und Rehabilitationsmaßnahmen ausreichen, oder ob unter Berücksichtigung der individuellen Situation, z. B. bei einer schweren Hüftgelenksarthrose, zu einer OP geraten werden muß.

Der Nr. 10 zuzuordnen sind auch Erörterungen der Therapiemöglichkeiten beim Vorliegen einer Steingallenblase mit Koliken (Diät, Medikamente, Steinauflösung, Steinzertrümmerung, Operation).

Dasselbe gilt für Gespräche mit einem Pat., der trotz einer alten Bandverletzung des Sprung- oder Kniegelenkes wieder mit einer sportlichen Betätigung anfangen will oder aus therapeutischen Gründen soll und dem die bestehenden Möglichkeiten – Bandplastik, mechanische Hilfsmittel, geeignete Sportart – dargelegt werden müssen.

Bei einer Varikose müssen Vor- und Nachteile von Venenmitteln, Kompressionsbehandlung, Verödungstherapie und Operation besprochen werden. An die Feststellung eines Hämorrhoidalleidens werden sich ähnliche Erörterungen unterschiedlicher Behandlungsmöglichkeiten anschließen. In entsprechend ausgerichteten Praxen wird deswegen der Anteil der Nr. 10 vom Durchschnitt abweichen. In diesen Fällen soll eine derartige Praxisbesonderheit nachdrücklich geltend gemacht werden.

Das Gespräch über die Behandlung einer Leistenhernie bei einem jungen Mann, der sofort operationsbereit ist, wird in der Regel in der Leistung nach Nr. 4 mitenthalten sein. Handelt es sich aber um einen alten Menschen, der trotz wiederholter Einklemmungen unbedingt ein Bruchband haben will, so erhält dieses Gespräch eine Qualität, die die Zuordnung zur Nr. 10 oder sogar 11 rechtfertigt.

Derartige Erörterungen in der chirurgischen Praxis können nicht mit einem Aufklärungsgespräch vor einer OP gleichgesetzt werden.

Eine vergleichbare Gesprächssituation wie bei der Erörterung unterschiedlicher Behandlungsmethoden besteht bei Beratungen zur Empfängnisverhütung nach Nr. 180 BMÄ/EGO. Die Legende der Nr. 180 lautet: „Ärztliche Beratung über Methoden, Risiken und Folgen einer Sterilisation sowie über alternative Maßnahmen zur Empfängnisverhütung, ggf. einschließlich Untersuchung zur Empfehlung einer geeigneten Operationsmethode". Auch hier hat der Pat. die Wahl zwischen medikamentösen, mechanischen und operativen Maßnahmen, und es wird mit ihm im Vorfeld einer evtl. Operation ein Gespräch geführt, das ihm die Entscheidung für eine der angebotenen Methoden möglich machen soll. Dies unterstreicht die Berechtigung, für analoge Gesprächsinhalte die Nr. 10 anzusetzen.

5. Unter Nr. 10 sind auch Gespräche einzuordnen, bei denen es um die Notwendigkeit und die Möglichkeit eines durch die Erkrankung notwendigen Berufswechsels geht oder um die Umsetzung auf einen anderen Arbeitsplatz, z. B. weil wegen der chronischen Folgen eines Unfalls eine ausschließlich im Stehen zu verrichtende Arbeit nicht mehr möglich ist. In solche Gesprächen wird gelegentlich auch ein Berufsberater oder der Arbeitgeber einzubeziehen sein.

6. Ausführliche Erörterungen nach Nr. 10 werden bei chron. Erkrankungen in vielen Fällen nicht nur wegen der Art der Erkrankung, sondern wegen der individuellen Situation des Pat. notwendig werden, besonders dann, wenn zwischen stark voneinander abweichenden Therapieformen entschieden werden soll.

7. Wird ein Pat. nach Durchführung aller notwendigen Voruntersuchungen zur OP überwiesen und hat er sich bereits zu dem Eingriff entschlossen, ist anzunehmen, daß auch die notwendigen Gespräche schon mit dem einweisenden Arzt geführt wurden. Erörterungen nach Nr. 10 sind dann vom Chirurgen nur abrechenbar, wenn der Pat. den

B. Grundleistungen

Wunsch hat, die ganze Problematik unterschiedlicher Therapiemöglichkeiten noch einmal durchzusprechen, und dieses Gespräch dann inhaltlich über ein normales Aufklärungsgespräch erheblich hinaus geht. Dies sollte dann nicht nur auf der Karteikarte dokumentiert, sondern auch auf dem Behandlungsschein kurz begründet werden.
Steht auf dem Überweisungsschein „Operation?", so gelten alle hier zur Nr. 10 angestellten Überlegungen, weil der Kollege eine Stellungnahme zu allen in einem solchen Fall bestehenden Behandlungsmöglichkeiten erwartet.
Erfahrungsgemäß wird es immer wieder zu Auseinandersetzungen darüber kommen, ob ein Gespräch nach Nr. 10 stattgefunden hat oder eine Operationsaufklärung. Deswegen sollte immer eine entsprechende Dokumentation erfolgen. Steht auf der Karteikarte „es wurden die folgenden Therapiemöglichkeiten ... besprochen, der Pat. überlegt sich die Operation", so wird niemand bestreiten können, daß die Nr. 10 berechtigt angesetzt wurde. Heißt es nur „Besprechung der Operation", so ist daraus zu schließen, daß es sich um ein nicht berechnungsfähiges Aufklärungsgespräch gehandelt hat.
8. Bei Polymorbidität, insbesondere in der Geriatrischen Chirurgie, kann ein Aufklärungsgespräch vor einer Operation in eine ausgedehnte Erörterung über die damit verbundenen Auswirkungen auf die zusätzlichen Erkrankungen und die dadurch sicher oder evtl. notwendigen therapeutischen Maßnahmen übergehen. Auch ein solches Gespräch ist nach Nr. 10 abzurechnen. Dabei muß die Erkrankung mehrerer Organsysteme aus der Diagnose ersichtlich sein.
9. Die Nr. 10 ist neben den Untersuchungen nach Nr. 60 bis 63 sowie neben Visiten nach Nr. 18 bis 20 und 24 abrechenbar, ebenso neben Besuchen.
Wird in Verbindung mit den Nrn. 10, 11 und 13 eine symptombezogene klinische Untersuchung durchgeführt, so ist der Zuschlag nach Nr. 14 ansetzbar.

11 *Erörterung der Auswirkungen einer Krankheit auf die Lebensgestaltung in unmittelbarem Zusammenhang mit der Feststellung einer nachhaltig lebensverändernden oder lebensbedrohenden Erkrankung, ggf. mit Planung eines operativen Eingriffs und Abwägung seiner Risiken und Konsequenzen, einschl. Beratung, ggf. unter Einbeziehung von Bezugspersonen.* **300**

Allgemeine Bestimmungen: Neben den Leistungen nach den Nrn. 10, 11 und 13 sind die Leistungen nach den Nrn. 1 bis 6, 8, 17, 22 und 23 nicht berechnungsfähig.
Die Leistungen nach den Nrn. 10, 11 und 13 sind nicht nebeneinander berechnungsfähig.

1. Die Abrechnung der Nr. 11 setzt voraus, daß sich die Erörterungen auf eine schwere Krankheit beziehen, die sich auf die Lebensgestaltung im Sinne einer Lebensveränderung oder Lebensbedrohung nachhaltig auswirkt.
Jede ernsthafte, chronische und lebensbedrohende Erkrankung hat weitreichende Auswirkungen auf die private, berufliche und soziale Lebensgestaltung eines Menschen, so daß ein Gespräch nach ihrer erstmaligen Feststellung stets einen qualitativ anderen Charakter im Sinne ärztlicher Lebenshilfe haben wird als Erörterungen, die unter die Nr. 10 fallen. Auch der Zeitaufwand wird erheblich größer sein, wenn es darum geht, einem Menschen zu helfen, mit einer unerwarteten und schwierigen neuen Lebenssituation fertig zu werden.
Ob und inwieweit eine Erkrankung *nachhaltig* lebensverändernd ist, wird nicht nur von der Art der Erkrankung allein bestimmt. Von oft ebenso großer Bedeutung sind die soziale Situation, die berufliche Tätigkeit und bereits bekannte andere Erkrankungen. Das Angewiesensein auf Hilfeleistungen stellt den Alleinstehenden vor fast unlösbare Schwierigkeiten, nach deren Behebung gemeinsam gesucht werden muß. Eine notwendige Änderung der beruflichen Tätigkeit kann je nach Ausbildung und Arbeitsplatz relativ problemlos oder nahezu unmöglich sein. Die Feststellung einer für sich allein nicht gravierenden Schädigung des bisherigen gesunden Beines bedeutet bei einer vorbestehenden schweren Behinderung des anderen Beines eine nachhaltige Lebensveränderung.
Nicht zuletzt werden die Schwierigkeiten und die Dauer eines solchen Gespräches von der Haltung und der Einstellung des Betroffenen zur neuen Situation abhängen. Eindeutig, auch objektiv nachhaltig lebensverändernd und/oder lebensbedrohend sind die von Wezel/Liebold (10-54/2, Stand 1. 4. 92) aufgeführten Erkrankungen aus dem Gebiet der inneren Medizin wie Diabetes juvenilis, Aids, multiple Sklerose oder Niereninsuffizienz.
Aber auch schwere arterielle Durchblutungsstörungen, Herzklappenfehler und andere Erkran-

kungen, die schwerwiegende operative Eingriffe erfordern, wie die Amputation einer Extremität, die operative Versteifung eines großen Gelenkes, das Anlegen einer Dünndarmfistel oder eines Anus praeter, gehören in diese Gruppe.

Als lebensbedrohende Erkrankungen, die eine eingehende Erörterung mit dem Pat. im Sinne der Nr. 11 erfordern, sind alle Karzinomerkrankungen einzuordnen, weil auch mit einer operativen oder sonstigen Therapie diese Bedrohung nicht behoben ist. Dasselbe gilt für alle kardiovaskulären Erkrankungen.

Eine akute perforierte Appendizitis oder Cholezystitis dagegen ist zwar auch unmittelbar lebensbedrohend, aber hier genügt es in der Regel, mit dem Pat. die Möglichkeiten der operativen Behandlung zu erörtern, die der Überwindung der akuten Lebensgefahr dienen.

2. Gespräche nach Nr. 11 werden oft außerhalb der Sprechstundenzeit erfolgen müssen. Der unmittelbare Zusammenhang mit der Feststellung wird dadurch nicht berührt. Nr. 11 stellt auf den kausalen Zusammenhang ab, nicht so sehr auf den zeitlichen Zusammenhang zwischen Feststellung und Gespräch.

3. In der Regel wird es sich um die erstmalige Feststellung einer Erkrankung handeln. Es kann aber auch so sein, daß die Grundkrankheit schon länger bekannt ist, daß aber erst nach dem Ergebnis zusätzlicher Untersuchungen oder nach Erschöpfung aller anderen Möglichkeiten erstmalig über die Notwendigkeit weiterer eingreifender, meist operativer Maßnahmen gesprochen werden muß. Haben diese Eingriffe voraussichtlich lebensverändernde Folgen, so entspricht der Inhalt eines solchen Gespräches einer Erörterung nach Nr. 11.

4. In der Legende der Nr. 11 wird auch die Planung eines operativen Eingriffes und Abwägung seiner Risiken und Konsequenzen aufgeführt. Das wesentliche, unterscheidende Kriterium gegenüber einem Aufklärungsgespräch liegt in dem Bestreben, dem Kranken bei der Bewältigung der neuen Lebenssituation zu helfen, die sich durch eine Operation ergibt. Dabei soll ihm gezeigt werden, daß es trotz der Schwere der Erkrankung doch Auswege und Heilungschancen gibt. Es sollen Hoffnungen geweckt und Ängste reduziert werden.

Die aus forensischen Gründen erforderliche Risikoaufklärung über ärztliche Behandlungsmaßnahmen ist dagegen nicht nach Nr. 11 abrechenbar. Die Bemühungen der Berufsverbände um die Einführung einer eigenen Position für präoperative Aufklärungsgespräche sind erfolglos geblieben.

Erfolgt die besprochene Operation nicht, dann kann das Aufklärungsgespräch als Beratungsleistung abgerechnet werden.

5. Den Inhalt der Nr. 11 könnten auch Erörterungen erfüllen, die notwendig sind, weil eine lebensbedrohliche Erkrankung noch nicht endgültig bestätigt, aber in hohem Maße wahrscheinlich ist. So wenn mit einer Pat. die Entfernung eines Mammatumors mit Schnellschnittuntersuchung und weiterführender Operation in derselben Sitzung besprochen werden muß.

6. Es kann gelegentlich auch darum gehen, die Risiken und Nutzen von Eingriffen mit dem Pat. zu erörtern, die zwar in der Lage sind, sein Leben nachhaltig positiv zu verändern, aber auch mit erhöhten Risiken verbunden sind, wie Eingriffe der Transplantationschirurgie, der Wiederherstellungschirurgie nach schweren Verletzungen oder die Operationen schwerer Wirbelsäulenerkrankungen. Solche Erörterungen sind dem ersten Kontakt mit einem kompetenten Fachmann vorbehalten, der in der Lage ist, dem Patienten die gesamte Prognose seiner Erkrankung und die Chancen von Behandlungsalternativen aufzuzeigen. Solche Gespräche gehen hinsichtlich des Inhaltes, der Problemstellung und des Zeitaufwandes sowohl über eine Risikoaufklärung als auch über den Inhalt der Nr. 10 erheblich hinaus.

Sie entsprechen in etwa der Situation, die sich ergibt, wenn mit einem Karzinomkranken der Übergang zu einer neuen zunächst nicht eingeplanten zusätzlichen Therapie (z. B. Chemotherapie) erörtert werden muß. (So auch Wezel/Liebold 10–55, Stand 1. 4. 92)).

12 *Einleitung und Koordination therapeutischer und sozialer Maßnahmen während der kontinuierlichen Betreuung eines körperlich oder psychisch behinderten Kindes oder Jugendlichen bis zum vollendeten 16. Lebensjahr, ggf. unter Einbeziehung von Bezugsperson(en), einmal im Behandlungsfall* **300**

Darunter fällt im chirurgischen Bereich die fortlaufende Betreuung und die Koordination von Maßnahmen, die zur Behandlung von durch Mißbildung, Unfall- oder Erkrankungsfolgen körperlich behinderter Kinder und Jugendlicher erforderlich sind.

Diese Behandlungsmaßnahmen umfassen die Einleitung und ggf. Durchführung operativer Maßnahmen, wie z. B. eine in mehreren Schritten durchzuführende Verbesserung von entstellenden oder funktionsbehindernden Mißbildungen oder Sehnenverpflanzungen bei Nervenlähmungen zur Verbesserung der Funktion. Mit eingeschlossen sind die Überwachung einer notwendigen krankengymnastischen Behandlung und die zur Koordination der Betreuung solcher Patienten erforderlichen Kontaktaufnahmen mit Pflege- und Lehrpersonal, Versicherungsträgern und sozialen Diensten, also alle Leistungen, die nicht besonders berechnungsfähig, aber für eine Rehabilitation notwendig sind.

Neben der Nummer 12 sind die im Laufe einer Behandlung anfallenden Beratungen und Sonderleistungen ansetzbar. Da die Nr. 12 keine reine Gesprächsleistung ist, gelten die Ausschlußbestimmungen nach „Allgemeinen Bestimmungen A 1" nicht.

Die Voraussetzung für den Ansatz der Nr. 12 ist die *kontinuierliche* Betreuung des Kindes oder Jugendlichen. Sie kann nur einmal im Behandlungsfall, am besten wohl jeweils am Quartalsende angesetzt werden.

Nach Vollendung des 16. Lebensjahres kann die Nr. 12 nicht mehr abgerechnet werden.

14 *Zuschlag zu den Leistungen nach den* **40**
Nrn. 10, 11 und 13 für symptombezogene klinische Untersuchungen

Da die Nrn. 4, 5, 6 und 8 neben Nr. 10, 11 und 13 nicht berechnet werden können, wurde für die in ihrem Rahmen durchgeführten symptombezogenen klinischen Untersuchungen dieser Zuschlag eingeführt.

Bei Erörterungen nach Nr. 10 mit zusätzlichen symptombezogenen Untersuchungen ist der Ansatz der Nr. 5 günstiger als die Abrechnung nach Nr. 10 + Nr. 14.

Allgemeine Bemerkungen zu den Visiten

Die Visite im Krankenhaus entspricht dem Leistungsinhalt einer Beratung, ggf. schließt sie eine symptombezogene Untersuchung mit ein, die in der Regel in Form eines routinemäßigen Aufsuchens aller auf der Fachabteilung untergebrachten Patienten erfolgt.

Neben oder anstatt einer Visite können nach den Allgemeinen Bestimmungen die Nrn. 1–6 und 8 nicht angesetzt werden, ebensowenig die den Besuchen vorbehaltenen Nrn. 25, 32, da die Visite nicht mit einem Besuch gleichzusetzen ist. Auschlußbestimmungen bestehen ferner für den Ansatz der Nr. 17 neben den Nrn. 10, 11, 13 und 62.

Ergibt sich bei einer Visite die Notwendigkeit, ein Organsystem vollständig zu untersuchen, z. B. wegen des Verdachtes auf eine intraabdominelle Komplikation oder eine Komplikation von seiten der Brustorgane, so kann die Nr. 61 zusätzlich angesetzt werden. Geschieht dies zum 2. Mal im Behandlungsfall, so ist eine kurze Begründung auf dem Belegarztschein notwendig.

Wenn Untersuchungen, z. B. die histologischen Untersuchungen eines Operationspräparates, ergeben, daß eine bösartige Erkrankung vorliegt, oder wenn ein Eingriff vom Patienten nicht erwartete lebensverändernde Folgen hat, dann muß mit ihm ein eingehendes Gespräch geführt werden, das den Inhalt der Nr. 11 erfüllt. Das gleiche gilt dann, wenn mit dem Patienten nach Abschluß der operativen Behandlung über eine zunächst nicht vorgesehene zusätzliche Strahlenbehandlung oder zytostatische Therapie gesprochen werden muß (so auch Wezel/Liebold S. 10–55 Stand 1. 4. 92).

Nach den Allgemeinen Bestimmungen zu Nr. 17 ist dann aber eine damit verbundene Routinevisite nicht zusätzlich ansetzbar.

Dieser Ausschluß kann aber nicht für Visiten gelten, die zu einem anderen Zeitpunkt desselben Tages stattfinden.

Ergeben die während des Krankenhausaufenthaltes durchgeführten Untersuchungen eine behandlungsbedürftige chronische Erkrankung und sind deswegen mit dem Patienten die bestehenden Behandlungsmöglichkeiten, darunter evtl. auch eine Operation, zu besprechen, dann ist dafür die Nr. 10 ansetzbar, aber nach den Allgemeinen Bestimmungen wieder nur an Stelle und nicht neben Nr. 17. Die Eingriffsaufklärung ist Bestandteil der Operation und kann deswegen weder zusätzlich noch anstatt einer Visite abgerechnet werden.

Berät und untersucht der Arzt einen stationären Patienten in seinen Arbeitsräumen innerhalb des Krankenhauses, so sind diese Leistungen nach den entsprechenden Nrn., aber nicht nach den Gebühren für Visiten abrechenbar.

B. Grundleistungen

Neben den routinemäßigen Visiten, die der Nr. 17 zuzuordnen sind, können dringende Einzelvisiten nach den Nrn. 18, 19, 20 oder 24 notwendig sein. Während Einzelvisiten nach Nr. 18 nur dann abgerechnet werden können, wenn sie dringend *angefordert* werden, ist dies bei den Nrn. 19, 20 und 24 auch ohne Anforderung möglich, wenn sie wegen der Art der Erkrankung dringend notwendig sind und innerhalb der in der Legende angegebenen Zeit ausgeführt werden.

Man wird Visiten und damit verbundene Untersuchungen dann als „dringend" bezeichnen, wenn ihre Unterlassung – aus Sicht des behandelnden Arztes ex ante – zu einer Gefährdung des Patienten führen könnte. Demnach können Kontrollen in Abständen von Stunden dringend notwendig sein oder es können, wie bei Frischoperierten am Wochenende ein oder zwei Visiten im Laufe des Tages genügen, um mögliche postoperative Komplikationen rechtzeitig zu erkennen. Sie sind deswegen dringend, auch wenn dafür keine feste Uhrzeit vorgegeben werden muß.

Bei allen Visiten nach den Nrn. 18–24 kann für eine dabei durchgeführte symptombezogene Untersuchung die Nr. 62 mit 40 Punkten zusätzlich angesetzt werden.

Besondere Bemerkungen

17 Visite im Krankenhaus   **105**

Allgemeine Bestimmungen: Die Leistungen nach den Nrn. 1 bis 6 und 8 sowie 25 bis 32 sind nicht berechnungsfähig für das Aufsuchen von Patienten im Krankenhaus oder auf der Pflegestation mit Pflegepersonal (Visite nach den Nrn. 17 bis 32).
Neben den Leistungen nach den Nrn. 17 bis 24 sind die Leistungen nach den Nrn. 1 bis 6 und 8 sowie 25 bis 32 nicht berechnungsfähig.
Neben den Leistungen nach den Nrn. 10, 11 und 13 sind die Leistungen nach den Nrn. 1 bis 6, 8, 17, 22 und 23 nicht berechnungsfähig.
Vertragliche Bestimmungen E-GO: 1. dem nach § 10 EKV anerkannten Belegarzt werden die Visiten im Krankenhaus je Patient nach Nr. 17 vergütet.

Bei dringend angeforderten Einzelvisiten nach den Nrn. 18, 19, 20 und 24 kann zusätzlich das entsprechende Wegepauschale berechnet werden. Bei belegärztlicher Tätigkeit ist die Berechnung der Leistungen nach den Nrn. 1 bis 8 und 25 bis 32 ausgeschlossen.

2. Bei Berechnungen von mehr als einer Visite pro Tag ist eine Begründung erforderlich mit Ausnahme von Visiten am Operationstag oder an dem der Operation folgenden Tag:
Die Leistungen nach den Nrn. 19 und 20 kann der Belegarzt auch dann berechnen, wenn die Einzelvisite wegen der Art der Erkrankung zu diesem Zeitpunkt dringend erforderlich war.
Nach den Allgemeinen Bestimmungen B 3 ist eine 2. Visite am Operationstag und am ersten Tag nach einer Operation auch bei RVO-Patienten ohne besondere Begründung abrechenbar. An den anderen Tagen ist eine Begründung auf dem Belegarztschein notwendig.

Werden Patienten ohne Notwendigkeit zweimal am Tag nur deswegen aufgesucht, weil dies zu den Gepflogenheiten des Hauses gehört, so kann trotzdem nur eine Visite angesetzt werden.

18 *Einzelvisiten im Krankenhaus oder* **380**
auf der Pflegestation mit Pflegepersonal, dringend angefordert und sofort ausgeführt – Begründung erforderlich

Allgemeine Bestimmungen: Die Leistungen nach den Nrn. 1 bis 6 und 8 sowie 25 bis 32 sind nicht berechnungsfähig für das Aufsuchen von Patienten im Krankenhaus oder auf der Pflegestation mit Pflegepersonal (Visite nach den Nrn. 17 bis 24).
Neben den Leistungen nach den Nrn. 17 bis 24 sind die Leistungen nach den Nrn. 1 bis 6 und 8 sowie 25 bis 32 nicht berechnungsfähig.
Vertragliche Bestimmungen E-GO: Nach A II § 4a erhält der Arzt für jede Einzelvisite nach den Nrn. 18 bis 21 und 24 eine Wegepauschale nach den Nrn. 34 bis 39 in unterschiedlicher Höhe nach Wegebereichen und Visitenzeiten.

Die Nr. 18 ist nur für dringend angeforderte Visiten zwischen 8 und 20 Uhr ansetzbar. Zusätzliche, wegen des Zustandes des Patienten dringend erforderliche, aber geplante Visiten während dieser Tageszeit können nur nach Nr. 17 berechnet werden. Wird eine dringende Visite für mehrere Patienten gleichzeitig angefordert und ausgeführt, so handelt es sich trotzdem um Einzelvisiten nach Nr. 18, die für jeden dieser Patienten gesondert in Rechnung gestellt werden können (so auch Wezel/Liebold S. 10–64 Stand 1.7.91).

B. Grundleistungen

Symptombezogene Untersuchungen sind zusätzlich nach Nr. 62 (40 Punkte) berechenbar.
Muß für eine dringende Visite die Sprechstunde sofort unterbrochen werden, so ist dafür die höher dotierte Nr. 24 ansetzbar.
Ohne Angabe einer Begründung auf dem Belegarztschein ist der Inhalt der Nr. 18 nicht erfüllt.

19 *Einzelvisite im Krankenhaus oder auf der Pflegestation mit Pflegepersonal zwischen 20 und 22 Uhr oder zwischen 6 und 8 Uhr, dringend angefordert und sofort ausgeführt – Begründung sowie Angabe der Uhrzeit der Bestellung und der Ausführung erforderlich* **600**

Allgemeine Bestimmung: Die Leistungen nach den Nrn. 1 bis 6 und 8 sowie 25 bis 32 sind nicht berechnungsfähig für das Aufsuchen von Patienten im Krankenhaus oder auf der Pflegestation mit Pflegepersonal (Visite nach den Nrn. 17 bis 24).
Neben den Leistungen nach den Nrn. 17 bis 24 sind die Leistungen nach den Nrn. 1 bis 6 sowie 25 bis 32 nicht berechnungsfähig.
Die Leistungen nach den Nrn. 19, 20 und 24 sind auch dann berechnungsfähig, wenn die Einzelvisite wegen der Art der Erkrankung zu diesen Zeiten dringend erforderlich war.
Vertragliche Bestimmung E-GO: Wie zu Nr. 18.

Hier ist vor allem die Neuregelung von Bedeutung, nach der dringende Einzelvisiten unabhängig von einer Anforderung auch dann berechnungsfähig sind, wenn sie nach Art der Erkrankung zu diesen Zeiten dringend erforderlich waren (s. dazu auch „Allgemeine Bemerkungen").
Nach großen Operationen wird eine solche zusätzliche Visite am späten Abend öfters notwendig sein. Ebenso, wenn bei der Nachmittagsvisite ein Befund erhoben wird, der eine nochmalige Kontrolluntersuchung nach einigen Stunden notwendig macht, so bei einem plötzlichen Temperaturanstieg, dem Verdacht auf eine Nachblutung oder auf andere postoperative Komplikationen, plötzlich aufgetretenen Schmerzen mit unklarer Ursache oder dgl.
Der jeweilige Grund ist mit dem Zusatz „dringend" auf dem Belegarztschein anzugeben, ebenso die Uhrzeit der Visite. Erfolgt eine solche Einzelvisite auf Anforderung, so ist sowohl der Zeitpunkt der Anforderung als auch der der Ausführung anzugeben. Nach dem Wortlaut der Legende müssen beide zwischen 20 und 22 Uhr oder zwischen 6 und 8 Uhr liegen, damit die Nr. 19 angesetzt werden kann. Auch bei Visiten nach Nr. 19 ist eine symptombezogene Untersuchung mit Nr. 62 zusätzlich ansetzbar bei EK-Patienten; außerdem eine Wegepauschale.

20 *Einzelvisite im Krankenhaus oder auf der Pflegestation mit Pflegepersonal zwischen 22 und 6 Uhr, dringend angefordert und sofort ausgeführt. Begründung sowie Angabe der Uhrzeit der Bestellung und der Ausführung erforderlich.* **800**

Allgemeine Bestimmung: Der Wortlaut deckt sich mit der Allgemeinen Bestimmung zu Nr. 19.
Für die Kommentierung gelten dieselben Gesichtspunkte wie zu Nr. 19.

21 *Einzelvisite auf der Pflegestation mit Pflegepersonal, nur auf besondere Anforderung* **325**

Wird außerhalb der festgelegten Visitenintervalle auf der Pflegestation ein Arztbesuch angefordert, so kann er nach Nr. 21 berechnet werden. Für das gleichzeitige Aufsuchen anderer Patienten, bei denen die Notwendigkeit einer Visite zu diesem Zeitpunkt nicht besteht, sind nur die Nrn. 22 oder 23 berechnungsfähig.

22 *Visiten auf Pflegestation mit Pflegepersonal, z. B. in Alten- oder Pflegeheimen, bei regelmäßiger Tätigkeit des Arztes auf der Pflegestation zu vorher vereinbarten Zeiten und Betreuung von bis zu zwei Patienten an demselben Tag je Patient* **150**

23 *Visite auf Pflegestation mit Pflegepersonal, z. B. in Alten- oder Pflegeheimen, bei regelmäßiger Tätigkeit des Arztes auf der Pflegestation zu vorher vereinbarten Zeiten und Betreuung von drei und mehr Patienten an demselben Tag je Patient* **120**

Die Nrn. 18 bis 24 gelten nur für Pflegestationen mit Pflegepersonal. Besuche in Alten- und Pflegeheimen ohne Pflegestation und ohne Pflegepersonal sind nach den für Besuche vorgesehenen Gebühren abzurechnen.

24 *Einzelvisite im Krankenhaus oder auf* **375**
*der Pflegestation mit Pflegepersonal,
bestellt und ausgeführt an Samstagen,
Sonntagen und gesetzlichen Feiertagen sowie am 24. und 31. Dezember,
oder Einzelvisiten mit Unterbrechung
der Sprechstunde, dringend angefordert und sofort ausgeführt – Uhrzeitangabe erforderlich*

Allgemeine Bestimmung: Der Wortlauf ist identisch mit dem der Nrn. 19 und 20.
Nach dieser Nr. sind zwei unterschiedliche Leistungen abzurechnen:
1. Einzelvisiten an Wochenenden und Feiertagen, wenn sie entweder dringend angefordert werden oder wegen der Art der Erkrankung dringend notwendig sind. Routinevisiten an Wochenenden, wie sie allgemein üblich sind, müssen nach Nr. 17 abgerechnet werden.

Am Operationstag und am ersten Tag nach einem Eingriff sind Visiten immer dringend notwendig. Diese Auffassung wird durch die Allgemeinen Bestimmungen B 3 gestützt. Dort wird für diese Tage die sonst geforderte Begründungspflicht für eine zweite Visite aufgehoben, weil sie offenbar auch ohne weitere Begründung für dringend notwendig gehalten wird. Andere Gründe, die eine Einzelvisite dringend notwendig machen könnten, werden in der Kommentierung der Nr. 19 aufgeführt.

Wie bei Nr. 18 (siehe Kommentar dazu) ist davon auszugehen, daß eine bei mehreren Patienten dringend notwendige Wochenendvisite auch für jeden dieser Patienten gesondert berechnet werden kann. Daran ändert sich auch dann nichts, wenn im Zusammenhang damit Routinevisiten bei anderen Patienten gemacht werden.

2. Die andere Leistung, für die die Nr. 24 angesetzt werden kann, ist die Visite, die aus der Sprechstunde heraus sofort ausgeführt wird. Die Voraussetzung ist also, daß der Arzt vor Antritt der Visite mit der Beratung und Behandlung von Patienten beschäftigt ist und diese Tätigkeit nach der Rückkehr wieder aufnehmen muß. Dies kann auch außerhalb der angegebenen Sprechstundenzeit der Fall sein.

Die Uhrzeitangabe ist auch bei der Nr. 24 notwendiger Bestandteil der Leistung. Eine Begründung wird in der Legende nicht ausdrücklich verlangt, ist aber sicher zweckmäßig.

Auf die zusätzliche Ansetzbarkeit der Nr. 62 für eine symptombezogene Untersuchung und einer Wegepauschale bei EK-Patienten wird auch hier noch einmal hingewiesen.

B. Grundleistungen IV

IV. Eingehende Untersuchungen

60 *Untersuchungen zur Erhebung des vollständigen Status (Ganzkörperstatus), einschl. Befragung, Beratung und Dokumentation, für die Gebiete:* **320**
   – Allgemeinmedizin (Praktische Medizin),
   – Innere Medizin,
   – Kinderheilkunde.

Allgemeine Bestimmung: Eine mehrfache Berechnung der Nr. 60 oder die Berechnung der Nr. 60 und der Leistungen nach den Nrn. 160, 161 oder 162 in demselben Behandlungsfall bedarf der Begründung.
Die Leistungen nach den Nrn. 60, 61 und 63 sind bei derselben Arzt-Patient-Begegnung nicht nebeneinander berechnungsfähig.

Die Abrechenbarkeit der Nr. 60 wurde trotz aller Änderungsbemühungen des Berufsverbandes der Deutschen Chirurgen auf die Allgemeinmedizin, die Innere Medizin und die Kinderheilkunde beschränkt, obwohl es sich dabei vielfach um die gleichen Erkrankungen handelt, die ein Chirurg mit der gleichen Gründlichkeit zu untersuchen und zu dokumentieren hat.
Nicht einzusehen ist insbesondere, daß die Untersuchung der Nr. 60 zwar der Aufnahmeuntersuchung bei stationärer Behandlung gleichgesetzt wird (Kölner Kommentar, S. 102), wobei dieser Vergleich aber nur für Innere oder Pädiatrische Abteilungen gilt. Für den chirurgisch tätigen Belegarzt ist demnach die Nr. 60 auch bei der Aufnahmeuntersuchung nicht ansetzbar, obwohl diese z. B. vor einer Gallenwegsoperation oder einer Operation am Magen-Darm-Trakt mit Sicherheit nicht anders sein wird und auch nicht anders sein darf, wie wenn derselbe Patient mit einer Cholezystitis oder einem Ulcus duodeni auf einer Inneren Abteilung zur Aufnahme kommt.
Die fachbezogene Beschränkung der Nr. 60 ist deswegen nicht medizinisch, sondern höchstens honorarpolitisch zu begründen.

Nicht nachvollziehbar ist vor allem die sowohl von Wezel-Liebold (Seite 10–103, Stand 1. 1. 92) als auch im Kölner Kommentar (Seite 102) vertretene Ansicht, daß ein Gebietsarzt, also auch ein Chirurg, lediglich dann, wenn er im organisierten Notfalldienst anstelle des nicht erreichbaren Hausarztes einen Pat. in einem dem Inhalt der Legende entsprechenden Umfang untersucht, die Nr. 60 abrechnen kann. Wenn dagegen ein unbekannter Patient mit unklarer Symptomatik als Notfall in die chirurgische Praxis gebracht wird, so besteht nach Ansicht der genannten Kommentatoren diese Möglichkeit nicht, obwohl in einem solchen Fall die selben Untersuchungen notwendig sind wie sie der Hausarzt nach Nr. 60 abrechnen kann.

61 *Vollständige Untersuchung, mindestens eines Organsystems, einschl. Befragung, Beratung und Dokumentation* **200**
   – Haut, Hautanhangsgebilde und sichtbare Schleimhäute,
   – Stütz- und Bewegungsorgane,
   – Brustorgane,
   – Bauchorgane,
   – weiblicher Genitaltrakt,
   – Nieren und ableitende Harnwege ...
Die Leistungen nach den Nr. 60, 61 und 63 sind bei derselben Arzt-Patient-Begegnung nicht nebeneinander berechnungsfähig.
Eine mehr als zweimalige Berechnung der Nr. 61 im Behandlungsfall bedarf der besonderen Begründung.

Vertragliche Bestimmung BMÄ und EGO: Neben den Leistungen nach den Nrn. 60, 61 oder 63 sind die Leistungen nach den Nrn. 1, 4, 5, 6, 8, 14, 62, 360, 600, 690, 800, 801, 850, 950 bis 955, 1200 bis 1205, 1207, 1209, 1216, 1218, 1219, 1228, 1240, 1242, 1255, 1448, 1530, 1531, 1540, 1550, 1551, 1593 und 1775 bei derselben Arzt-Patient-Begegnung nicht berechnungsfähig.

Die Einteilung nach Organsystemen ist hauptsächlich nach der Zuordnung zu bestimmten Fachgebieten, zum Teil auch unter anatomisch funktionellen Gesichtspunkten erfolgt.
Dabei sind ab 01. 04. 89 bzw. 01. 07. 90:
– alle Augenabschnitte,
– Nase, Rachenraum, Mundhöhle, Kehlkopf und Gehörorgan,
– stomatognathisches System
der geringer bewerteten Nr. 63 zugeordnet.
Die Formulierung „vollständige Untersuchung mindestens eines Organsystems" schließt sowohl den mehrfachen Ansatz der Nr. 61 für die Untersuchung mehrerer Organsysteme aus als auch ihren Ansatz in den Fällen, in denen zwar mehrere Organsysteme teilweise untersucht wurden, aber keines vollständig. Für solche Untersuchung ist die Nr. 8 ansetzbar.
Die Erhebung der Anamnese und die abschließende Beratung des Patienten sind in Nr. 61 enthalten. Auf die Notwendigkeit einer lückenlosen Dokumentation, aus der eindeutig hervorgeht, daß alle im Rahmen einer vollständigen Untersuchung erforderlichen Teiluntersuchungen erfolgt sind, wird nachdrücklich hingewiesen.
Hilfreich können dabei fach- bzw. organspezifische Untersuchungsbögen sein, in denen die einzelnen Untersuchungsschritte vorgegeben sind, ähnlich den Bögen, die vielfach in Krankenhäusern zur Erhebung des Ganzkörperstatus verwendet werden.
Solche Bögen sind auch zur Dokumentation des Aufnahmebefundes durch den Belegarzt sinnvoll, der ja dabei immer einen Ganzkörperstatus erheben muß, obwohl er dafür nur die Nr. 61 abrechnen kann.
1. Haut, Hautanhangsgebilde und sichtbare Schleimhäute: Ihre vollständige Untersuchung kann notwendig werden, wenn eine melanomverdächtige Hautveränderung vorliegt und weitere ähnliche Veränderungen nicht übersehen werden sollen.
2. Stütz- und Bewegungsorgane, Extremitäten: Die vollständige Untersuchung umfaßt die Überprüfung der Gesamtstatik, der Bewegungsabläufe, der Funktion von Muskeln und Gelenke sowie die damit verbundenen Messungen und Funktionsuntersuchungen. Es müssen deswegen in der Dokumentation Angaben zu den oberen Extremitäten mit Schultergürtel, zu den unteren Extremitäten mit Becken sowie über die Statik und Beweglichkeit der Wirbelsäule aufgeführt werden. Soweit es sich dabei um normale Befunde handelt, genügt jeweils die Eintragung „ohne Befund". Dies gilt übrigens auch für alle anderen Untersuchungen nach der Nr. 61.
Für die veränderten bzw. korrespondierenden Abschnitte des Bewegungsapparates sind Detailangaben über Bewegungsausmaße in Winkelgraden und Umfangmaße in cm erforderlich. Auch Reflexe, Durchblutung und Sensibilität müssen überprüft werden.
Die eingehende Untersuchung lediglich der Wirbelsäule oder der Kniegelenke allein kann nur nach Nr. 4 abgerechnet werden.
3. Brustorgane: Eine eingehende Untersuchung der Brustorgane, die eine perkutorische und auskultatorische Untersuchung der Lunge und des Herzens mit Feststellung der jeweiligen Grenzen, der Atem- und Pulsfrequenz sowie des Blutdruckes umfaßt, ist in der Regel vor jeder Allgemeinnarkose und Regionalanästhesie notwendig. Nur in Ausnahmefällen kann bei jungen, gesunden Patienten eine Teiluntersuchung genügen, wenn ausreichende Fremdbefunde vorliegen (s. a. sinngemäß Fachkommentar Anästhesiologie zu Nr. 65 GOÄ, II/S. 3). Dies gilt auch für Infiltrationsanästhesien mit größeren Mengen eines Lokalanästhetikums, vor allem, wenn Lösungen verwendet werden, die ein gefäßverengendes Mittel enthalten.
Wenn konkrete Hinweise auf risikoerhöhende Umstände bestehen, so ist auch vor der Injektion kleiner Mengen eines Anästhetikums eine Untersuchung der Brustorgane nach Nr. 61 notwendig. Dies gilt z. b. beim Vorliegen von Nebenerkrankungen, wie Blutungsneigung, Hyperthyreose, Bluthochdruck, Koronar- oder Zerebralsklerose, hohem Alter, einer bekannten Disposition zu allergischen Reaktionen. Ein Hinweis auf die prinzipiell bei jedem Menschen bestehende Möglichkeit einer allergischen Reaktion genügt nicht, denn dann könnte nahezu kein Medikament ohne vorhergehende eingehende Untersuchung gegeben werden.
4. Bauchorgane: Die vollständige Untersuchung der Bauchorgane ist bei jeder akuten, aber auch bei allen chronischen Beschwerden im Bauchraum notwendig. Dabei sind die palpatorischen Untersuchungen von Leber und Milz, die Feststellung von Druckschmerz, Konsistenzdifferenzen, Darmgeräuschen nach Häufigkeit und Charakter sowie

B. Grundleistungen

eine Untersuchung der Bruchpforten und der Nierenlager vorzunehmen und zu dokumentieren.

5. Weiblicher Genitaltrakt sowie Nieren und ableitende Harnwege: Eine vollständige Untersuchung dieses Organsystems wird, wenn überhaupt vom Chirurgen, wohl nur in Verbindung mit Ausschlußuntersuchungen bei unklaren Baucherkrankungen vorgenommen und ist dann ohnehin nicht zusätzlich berechenbar.

62 *Zuschlag für symptombezogene klinische Untersuchung bei einem Hausbesuch oder bei einer Visite nach den Nrn. 18 bis 24* **40**

Vertragliche Bestimmungen BMÄ und EGO: Neben der Leistungen nach Nr. 62 sind die Leistungen nach den Nrn. 360, 800, 801, 850, 950 bis 955 nicht berechnungsfähig. Ferner sind neben den Leistungen nach den Nrn. 60 bis 63 Leistungen aus den Abschnitten B IX und B X, die klinische Untersuchungen enthalten. (Nrn. 101 bis 105, 140, 142 bis 149, 157, 158, 160, 161, 162, 166, 173, 180, 181, 190, 192) nicht berechnungsfähig.

Dieser Zuschlag gilt für Untersuchungen, die der Leistung der Nr. 4 abzüglich einer Beratung entsprechen. Der Abzug der Beratung erfolgt, weil diese schon im Besuch enthalten ist.

Für den Belegarzt ist es wichtig, daß die Nr. 62 auch bei dringend angeforderten Einzelvisiten sowie bei Einzelvisiten zur Nachtzeit angesetzt werden kann, die ja nur erfolgen, weil eine Untersuchung notwendig ist, die dann entweder symptombezogen sein wird oder der Nr. 61 entspricht.

V. Verordnungen, schriftliche Mitteilungen, Gutachten

Auskünfte, Bescheinigungen, Zeugnisse, Berichte und Gutachten auf besonderes Verlangen der Krankenkassen bzw. des Medizinischen Dienstes sind – sofern keine besonderen Regelungen bestehen – nur nach den Leistungspositionen B V berechnungsfähig, die auf den vereinbarten Vordrucken angegeben sind. Kurze Bescheinigungen und Auskünfte auf vereinbarten Vordrucken ohne entsprechenden Aufdruck sind ohne Honorar, ggf. gegen Erstattung von Auslagen, auszustellen.

Allgemeine Bemerkungen zu den Nrn. 70–79

Dieser Abschnitt ist zwar für das Honorarvolumen ohne wesentliche Bedeutung, die Vielzahl der Anfragen von Kassen und Versicherungen und die hinsichtlich ihrer Abrechenbarkeit bestehende Unsicherheit machen aber seine Kommentierung notwendig.

Für Anstaltskrankenhäuser gilt, daß Verordnungen und Mitteilungen nach den Nrn. 70 bis 75 bei den Regelleistungen nicht honoriert werden, weil sie, wie alle anderen ärztlichen Leistungen, mit dem Pflegesatz abgegolten sind. Gutachten sind dagegen auch bei den Regelleistungen honorarfähig.

Bei den Belegärzten nehmen Entlassungsberichte an den weiterbehandelnden Arzt nach den Nrn. 74 und 75 insofern eine Sonderstellung ein, als sie berechnet werden können, obwohl ihre Bewertung unter der sonst gültigen Punktgrenze für die Ansetzbarkeit belegärztlicher Leistungen liegt.

Besondere Bemerkungen

70 *Ausstellung von Wiederholungsrezepten und/oder Überweisungsscheinen oder Übermittlung von Befunden oder ärztlichen Anordnungen an den Patienten im Auftrag des Arztes durch das Praxispersonal, auch mittels Fernsprecher.* **40**

Die Nr. 70 ist neben anderen Leistungen nicht berechnungsfähig. Sie ist an demselben Tage nicht mehrfach und nicht neben der Nr. 170 berechnungsfähig.

Das Ausstellen von Wiederholungsrezepten durch einen Vertreter, der noch keine ausreichende Unterlagen besitzt, setzt einen Arzt-Patienten-Kontakt, evtl. auch eine Untersuchung voraus. Dasselbe gilt für einen Medikamentenwechsel, sofern es sich nicht um denselben Wirkstoff handelt. Die Ausstellung des Rezeptes ist dann in der Gebühr für die Beratung bzw. Untersuchung enthalten.

Mit der Ausstellung von Überweisungsscheinen sind Überweisungen auf Wunsch gemeint, nicht aber gezielte Überweisungen im Rahmen von Beratungen oder Untersuchungen.

Im Gegensatz zum alten EBM wird jetzt die Übermittlung von Befunden und/oder ärztlichen Anordnungen durch Praxispersonal vergütet. Für Terminabsprachen, die Übergabe von Briefen, Röntgenbildern oder Bescheinigungen gilt Nr. 70 nicht. Ebensowenig kann sie angesetzt werden, wenn die Befundübermittlung im Rahmen einer anderen, auf das Praxispersonal delegierten, abrechenbaren Leistung (z. B. Verbandwechsel, Bestrahlung, Injektion) erfolgt.

In der Regel werden Befunde telefonisch oder persönlich – wegen der meist damit verbundenen Rückfragen des Patienten durch den Arzt selbst mitgeteilt. Es handelt sich dann um eine Leistung nach der Nr. 1.

Aus der Dokumentation muß der jeweilige Grund für den Ansatz der Nr. 70 hervorgehen.

71 *Ausstellung einer Arbeitsunfähigkeitsbescheinigung gemäß § 3 des Lohnfortzahlungsgesetzes* **35**

Zur Feststellung der Arbeitsunfähigkeit eines Patienten ist immer seine Befragung und Untersuchung notwendig. Dies gilt auch für eventuelle Verlängerungsbescheinigungen.

Für eine vor der ersten Inanspruchnahme des Arztes liegende Zeit kann Arbeitsunfähigkeit grundsätzlich nicht bescheinigt werden. Eine Rückdatierung ist nur ausnahmsweise und nur nach gewissenhafter Prüfung zulässig. Die Grenze liegt dabei in der Regel bei 2 Tagen.

Bei Angehörigen der gesetzlichen Krankenversicherung können Bescheinigungen nach Nr. 71 nur für die Dauer der Lohnfortzahlung (in der Regel 6 Wochen) ausgestellt werden. Die Ausfüllung des nach dieser Zeit notwendigen Krankengeldauszahlungsscheines wird bei diesen Patienten nicht vergütet.

Postbeamte, Angehörige des Bundesgrenzschutzes, der Bundeswehr, Sozialhilfeempfänger und Bahnbeamte nach Dienstunfällen erhalten dagegen auch über 6 Wochen hinaus, evtl. unbegrenzt, den nach der Nr. 71 zu vergütenden gelben Dreifachsatz. Auf besonderen, aber gleichfalls nach Nr. 71 berechnungsfähigen, Vordrucken ist die Arbeitsunfähigkeit von Bahnbeamten und Zivildienstleistenden zu bescheinigen. Für Polizeibeamte gelten in den einzelnen Ländern unterschiedliche Regelungen.

Bei der Abrechnung auf Bundesbehandlungsscheinen ist die Nr. 71 nicht berechnungsfähig.

72 *Kurze Bescheinigung oder kurzes Zeugnis, nur auf besonderes Verlangen der Krankenkasse* **60**

Grundsätzlich nicht berechenbar sind die nach § 30 Abs. 1 des Bundesmanteltarifes für Ärzte bzw. § 11, Abs. 18 Arzt/Ersatzkassenvertrag zu erteilenden Auskünfte, die auf einem der mit den Krankenkassen vereinbarten Vordrucken erfolgen. Erstattet werden lediglich Auslagen. Viele, aber nicht alle derartige Anforderungen von Auskünften tragen den Vermerk „Auskunft nach § 30 BMV-Ä". Auf solchen Auskünften sind lediglich Antwortvorgaben oder Antwortalternativen anzukreuzen.

Wird dagegen eine eingehendere Darstellung eines Sachverhaltes im Einzelfall gefordert, so ist der Inhalt der Nr. 72 erfüllt (so auch Kölner Kommentar S. 114). Dasselbe gilt auch dann, wenn eine eventuell auch nur sehr kurze gutachtliche Stellungnahme, z. B. zur Feststellung der Erwerbs- oder Berufsunfähigkeit, verlangt wird. Je nach dem Umfang solcher gutachtlicher Stellungnahmen kann auch der Ansatz der Nrn. 73 oder 77 gerechtfertigt sein.

73 *Krankheitsbericht, nur auf besonderes Verlangen der Krankenkasse* **120**

Voraussetzung ist die ausdrückliche, gezielte Anforderung durch die Krankenkasse, Umfang und Inhalt richten sich nach der jeweiligen Fragestellung. Wird von der Kasse nicht nur ein Bericht, sondern eine begründete gutachtliche Stellungnahme verlangt, so ist der Inhalt der Nr. 77 erfüllt. Berichte und gutachtliche Äußerungen, die von 3. Stellen (z. B. Amtsärzten, Betriebsärzten, Versorgungsämtern, Sozialbehörden) angefordert werden, können den Krankenkassen nicht in Rechnung gestellt werden.

In Anlehnung an den Kommentar von Wezel/Liebold wird die Zuordnung der in chirurgischen Praxen üblicherweise anfallenden Bescheinigungen, Vordrucken u. ä. nach ihrer Berechenbarkeit wie folgt zusammengestellt:

1. Nicht berechenbar:

Anfrage der Krankenkasse, ob Arbeitsunfähigkeit auf Grund derselben, früheren Erkrankung vorliegt
Krankengeldauszahlungsschein (Muster 17, 18a, 18b)
Befundmitteilung
Verordnung von Behindertensport (bei Wiederholungsrezept Nr. 70)
Belegarztschein
Häusliche Krankenpflege (Muster 12)
Haushaltshilfe
Heil- und Hilfsmittelverordnung (Muster 10), bei Wiederholungsrezept Nr. 70
Krankengeld bei Erkrankung eines Kindes (Muster 21)
Krankenhauseinweisung
Krankentransportverordnung
Dokumentation der onkologischen Nachsorge (aber örtlich verschieden!)
Notfallausweis
Mitteilung über erforderliche Rehabilitation (Muster 22)
Rehabilitationsgesamtplan
Röntgennachweisheft
Schwerpflegebedürftigkeit (als kurze Feststellung)
Bericht für vertrauensärztlichen Dienst (Muster 11)

2. Berechenbar nach Nr. 72 (auch auf Formular):
Anfrage der Krankenkasse, ob der Patient über längere Zeit Arznei/Verband/Heilmittel benötigt.

B. Grundleistungen

Anfrage der Krankenkasse wegen Beginn der Behandlungsbedürftigkeit
Kurantrag auf Verlangen der Kasse
gutachtliche Äußerung zur Schwerpflegebedürftigkeit auf Verlangen der Kasse
kurze Bescheinigungen und Zeugnisse auf Verlangen der Kasse.
3. Berechenbar nach Nr. 73 (auch auf Formular):
Anfrage der Kasse, ob ein mißglückter Arbeitsversuch vorliegt
Anfrage der Kasse, ob nicht nur Arbeitsunfähigkeit, sondern auch Berufs- und Erwerbsunfähigkeit vorliegt
Krankheitsbericht auf Verlangen der Kasse
4. Gegen Privatliquidation:
Notwendigkeit des Praxisbesuches mit Unterschrift des Arztes, nach Nr. 14
private Arbeitsunfähigkeitsbescheinigung, nach Nr. 14
kurze Bescheinigung für privaten Bedarf, nach Nr. 14
Dienstunfähigkeitsbescheinigung bei Dienstunfall Bahn/Post, nach Nr. 14
Bescheinigung für Heilverfahren zu Lasten der Rentenversicherung, nach Nr. 14
Totenschein, nach Nr. 45
kurze Bescheinigung für Arbeitgeber oder Schule, nach Nr. 14

74 *Kurzer ärztlicher Bericht über das Ergebnis einer Patientenuntersuchung* **40**

Hinweis auf Allgemeine vertragliche Bestimmungen A II § 3 der EGO: „§ 3: Bei Aufträgen zur Durchführung von nach Art und Umfang konkret definierter Leistungen ist die Befundmitteilung nicht gesondert berechnungsfähig. Ist ein inhaltlich über die Befundmitteilung hinausgehender Bericht notwendig, kann dieser nur nach Nr. 74 berechnet werden."

Nach dieser Nr. werden Befundberichte abgerechnet, in denen eine kritische Stellungnahme nicht erfolgt und die keine Therapievorschläge enthalten. Dies muß sinngemäß auch für die Mitteilung eines Operationsbefundes gelten. Die Erstattung des Berichtes nach Nr. 74 muß zeitlich nicht mit der Untersuchung zusammenfallen (s. a. Wezel/Liebold, 10–126/2, Stand 1. 7. 92)
Der Ausschluß durch die Vertraglichen Bestimmungen der EGO ist zu beachten.

Die Durchschrift des Abrechnungsscheines für den ärztlichen Notfalldienst, Urlaubs- und Krankheitsvertretung sowie Begleitbriefe bei der Versendung von Material zur histologischen oder anderen Untersuchungen fallen nicht unter Nr. 74.

75 *Brief ärztlichen Inhalts in Form einer individuellen schriftlichen Information des Arztes an einen anderen Arzt über den Gesundheits- bzw. Krankheitszustand des Patienten (Anamnese, Befunde, epikritische Bewertung, ggf. Therapieempfehlungen)* **80**

Ein solcher Brief muß alle wichtigen Informationen zur Anamnese, zu den bisher erhobenen Befunden mit kritischer Stellungnahme, über die eigene Behandlung sowie eventuelle Vorschläge zu weiteren diagnostischen und therapeutischen Maßnahmen enthalten.
Im konkreten Fall genügt es allerdings, wenn nicht auf alle aufgeführten Tatbestände eingegangen wird, sondern nur die im jeweiligen Einzelfall erforderlichen Angaben gemacht werden (so auch Wezel/Liebold S. 10–128, Stand 1. 10. 90).
Das für Briefe nach den Nrn. 74 und 75 ausgelegte Porto kann nach den Nrn. 7120 bzw. 7121 in Rechnung gestellt werden.

76 *Schriftlicher Diätplan bei schweren Ernährungs- oder Stoffwechselstörungen, speziell für den einzelnen Patienten aufgestellt* **70**

Ist für den chirurgischen Bereich ohne praktische Bedeutung.

77 *Ausführlicher schriftlicher Kurplan oder begründetes schriftliches Gutachten oder schriftliche gutachtliche Stellungnahme, nur auf besonderes Verlangen der Krankenkasse* **225**

Unter diese Nr. fallen nur Gutachten, die von der im Behandlungsfall zuständigen Krankenkasse angefordert werden. Gutachten für Unfall-, Renten- oder sonstige Versicherungen werden nach den für den jeweiligen Versicherungsträger gültigen Verträgen abgerechnet.
Zusätzlich zur Gebühr nach Nr. 77 können Schreibgebühren, nicht aber Portokosten berechnet werden.

78 *Ausführlicher Arztbrief über das Ergebnis einer eingehenden internistischen, pädiatrischen, neurologischen oder psychiatrischen Untersuchung oder Exploration unter Einbeziehung der Ergebnisse von Untersuchungen nach den Nrn. 60, 800 oder 820, mit umfassender Beurteilung des Gesamtzustandes und kritischer Darstellung aller Befunde unter differentialdiagnostischen Erwägungen, ggf. einschließlich Therapieempfehlung*

180 Mit der Einführung dieser Position und ihrer Bewertung soll dem Aufwand besonders ausführlicher Arztbriefe Rechnung getragen werden. Nicht einsehbar ist dabei die Beschränkung der Abrechenbarkeit auf bestimmte Fachgruppen. Auch nach eingehenden (wenn auch nicht abrechenbaren) Untersuchungen chirurgischer Patienten sind vielfach Briefe erforderlich, auf die die in der Legende angegebenen Kriterien zutreffen.

VIII. Operationen ohne Leistungsdefinition

Wird ein operativer Eingriff vorgenommen, für den kein Leistungsansatz vorhanden ist und der nicht nur eine besondere Art der Durchführung einer im Leistungsverzeichnis aufgeführten Operation darstellt, kann die erbrachte Leistung nach einer der nachfolgend aufgeführten Nummern berechnet werden. In Abhängigkeit vom Zeitbedarf sowie vom personellen, instrumentellen und apparativen Aufwand ist eine Zuordnung zur entsprechenden Operationskategorie nach den Nummern 95 bis 98 vorzunehmen, wobei den Kategorien I und IV jeweils drei und bei den Kategorien II und III jeweils mindestens zwei der drei aufgeführten Kriterien erfüllt sein müssen. Als Operationsdauer gilt die Zeit des eigentlichen Eingriffes.

95	*Kategorie 1*	1200
	– *Operationsdauer von mehr als 30 Minuten*	
	– *Assistenz erforderlich*	
	– *Gebietsspezifisches Standardinstrumentarium*	
96	*Kategorie II*	2500
	– *Operationsdauer von mehr als 1 Stunde*	
	– *Assistenz eines Arztes erforderlich*	
	– *Gebietsspezifisches Spezialinstrumentarium* **u n d** *besonderer apparativer Aufwand*	
97	*Kategorie III*	4500
	– *Operationsdauer von mehr als 2 Stunden*	
	– *Assistenz von mehr als einem Arzt erforderlich*	
	– *Gebietsspezifisches Spezialinstrumentarium* **o d e r** *besonderer apparativer Aufwand*	
98	*Kategorie IV*	6500
	– *Operationsdauer von mehr als 3 Stunden und 30 Minuten*	
	– *Assistenz von mehr als einem Arzt erforderlich*	
	– *Gebietsspezifisches Spezialinstrumentarium und besonderer apparativer Aufwand*	

Bei Berechnung der vorgenannten operativen Leistungen nach den Nrn. 95 bis 98 sind die Indikation und das Operationsverfahren auf dem dafür vereinbarten Vordruck als Anlage zum Behandlungsausweis entsprechend darzustellen.
Neben den Leistungen nach den Nrn. 95 bis 98 sind die Zuschläge nach den Nrn. 80 bis 84 nicht berechnungsfähig.

Vertragliche Bestimmung BMÄ und E-GO: neben den Leistungen nach den Nrn. 95 bis 98 sind die Zuschläge nach den Nrn. 85 bis 89 nicht berechnungsfähig.

Allgemeine Bemerkungen

Der Umfang des neuen EBM wurde durch die Streichung von Leistungen vermindert, die von Kassenärzten erfahrungsgemäß seltener als 1000mal im Jahr erbracht werden. Da im kassenärztlichen Bereich nicht nach Analognummern abgerechnet werden kann, wurde für solche Eingriffe oder eventuelle neue Operationsmethoden eine Abrechnungsmöglichkeit über die Nrn. 95 bis 98 „Operationen ohne Leistungsdefinition" geschaffen.

Nach der Präambel ist der Ansatz dieser Nrn. nicht möglich, wenn es sich um einen Eingriff handelt, der im Gebührenverzeichnis aufgeführt ist und sich nur in der Art der Durchführung vom üblichen Vorgehen unterscheidet. Demnach berechtigen

Varianten beschriebener Operationsverfahren nicht zum Ansatz der Nr. 95 bis 98.

Wezel/Liebold vertreten die Auffassung, daß dies auch dann gilt, wenn durch eine länger dauernde Operationsvariante ein medizinisch oder kosmetisch besonders günstiges Ergebnis erzielt werden kann. Maßgebend sei nur das Ziel, nicht der Weg, der zum Erreichen des Zieles eingeschlagen wird. Sie weisen aber auch bei der Nr. 2146 „Eröffnung einer Phlegmone oder Exzision eines Karbunkels" mit Recht darauf hin, daß die operative Behandlung einer Mundbodenphlegmone nach den Nrn. 95 ff abrechenbar ist, wenn die Operationsdauer 30 Min. überschreitet (Wezel/Liebold S. 10–516 Stand 1. 7. 90). Der Weg zur Erreichung des Leistungsziels „Eröffnung einer Phlegmone" wird so stark vom jeweiligen Sitz des krankhaften Prozesses bestimmt, daß er für die Leistungsbewertungen wichtiger ist als die in solchen Fällen mit „Eröffnung" nur unzureichend definierte Operation.

Operationsvarianten sind unterschiedliche Methoden oder Techniken, die zur Erreichung des gleichen Operationszieles zur Verfügung stehen, wobei sich die Abweichungen nur auf weniger wichtige Einzelabschnitte des Eingriffes beschränken, während die wesentlichen Schritte identisch sind. Kommt jedoch zu den mit der jeweiligen Legende gemeinten oder darin aufgeführten Einzelschritten ein umfangreicher zusätzlicher Eingriff, so handelt es sich nicht mehr um eine bloße Variante.

So beschreibt die Nr. 2132 die rekonstruktive Aufbauplastik nach Mammaamputation, einschl. Verschiebeplastik, ggf. einschließlich Implantation einer Mammaprothese oder eines Hautexpanders. Ist für einen solchen Aufbau eine gefäßgestielte Hautmuskelplastik, evtl. mit mikrochirurgischen Maßnahmen notwendig, so dient sie zwar dem Ziel der Nr. 2132, der dazu notwendige Weg ist aber von dem Weg, der in der Legende beschrieben wird, so verschieden, daß nicht mehr von einer bloßen Variante gesprochen werden kann. Da im Gebührenverzeichnis eine Nr. für die gefäßgestielte Muskelplastik nicht enthalten ist, muß der Gesamteingriff nach Nr. 97 oder 98 abrechenbar sein.

Als Variante einer in der Legende beschriebenen Methode kann das Abgehen von einem sonst üblichen Operationsverfahren auch dann nicht angesehen weden, wenn besondere Umstände oder anatomische Verhältnisse umfangreiche und wesentliche Zusatzeingriffe notwendig machen, die über das in der Legende beschriebene Operationsverfahren hinausgehen. Kann in solchen Fällen die erbrachte Leistung nicht, wie im Beispiel der besonderen Verhältnisse bei der Entfernung eines Knorpeltumors mit zusätzlich notwendiger Ablösung und Reinsertion einer Sehne (allg.-Best.BMÄ/EGO 2.3.1) durch die Nebeneinanderberechnung einzelner Gebühren abgegolten werden, dann muß auf die Nrn. 95 ff zurückgegriffen werden.

Bei Grenzfällen ist zu überlegen, ob der Ansatz der Nr. 95 ff zweckmäßig ist, wenn die Abrechnung auch über Leistungen möglich ist, die im Gebührenverzeichnis enthalten sind. So wird vielfach die Operation der Epikondylitis nach Wilhelm über die Nr. 95 abgerechnet. Nun gibt es zwar keine Position „Operation der Epikondylitis", dem Inhalt nach ist der Eingriff aber mit der Freilegung und Durchtrennung oder Exerese eines Nerven nach Nr. 2930 gleichzusetzen. Diese Nr. wird mit 600 Punkten und einem Zuschlag nach Nr. 81 bewertet, also mit insgesamt 50 Punkten mehr als die Nr. 95, für die Zuschläge nach den Nrn. 80 ff. nicht angesetzt werden können.

Besondere Bemerkungen

Die Zuordnung von Operationen ohne Leistungsposition zu den einzelnen Kategorien ist abhängig:
1. von der Operationsdauer,
2. der dafür notwendigen Assistenz,
3. von dem erforderlichen Instrumentarium und dem apparativen Aufwand.

Bei der Nr. 95 wird eine reine Operationszeit (also ohne den Zeitaufwand für Vorbereitung und Anästhesie) von mehr als 30 min verlangt, eine Assistenz, bei der es sich auch um eine nichtärztliche Hilfskraft handeln kann, sowie ein gebietsspezifisches Standardinstrumentarium.

Nicht abrechenbar sind die sicher sehr seltenen Eingriffe, die nicht im Gebührenverzeichnis erscheinen und nicht über 30 min dauern. Wird hier nicht eine Definition gefunden, die doch noch eine Zuordnung zu einer Gebührennummer ermöglicht, so können lediglich Beratungs- und Untersuchungsleistungen geltend gemacht werden.

Die Nr. 96 Kategorie II ist ansetzbar, wenn mindestens 2 der aufgeführten 3 Kriterien erfüllt sind, dasselbe gilt für Nr. 97, Kategorie III. Demnach sind diese Nummern auch dann abrechenbar,

B. Grundleistungen

wenn zum Teil mit nichtärztlichen Hilfskräften gearbeitet oder die Zeitgrenze nicht eingehalten wird, die übrigen Kriterien aber zutreffen.

Für die Nr. 98 Kategorie IV müssen alle aufgeführten Kriterien, auch der besondere apparative Aufwand (z. B. Operationsmikroskop) zutreffen, damit der Ansatz der Nr. möglich ist.

Für die Abrechnung nach einer der Nrn. 95 ff. muß der dafür vorgesehene Vordruck ausgefüllt werden. Es müssen daraus die Indikation, die Art der Assistenz und der instrumentelle, bzw. apparative Aufwand hervorgehen.

Besonderer Wert ist dabei auf die Darstellung des Operationsverfahrens zu legen, aus der hervorgehen muß, daß es sich um eine im EBM nicht aufgeführte Leistung handelt oder daß von gängigen Operationsverfahren in einem solchen Maße abgewichen werden mußte, daß nicht mehr von einer bloßen Variante gesprochen werden kann.

Die zuständige KV überprüft, ob es sich tatsächlich um eine im Gebührenverzeichnis nicht aufgeführte und um eine zur kassenärztlichen Versorgung gehörende Operation handelt. Die endgültige Entscheidung erfolgt aber erst durch den Arbeitsausschuß des Bewertungsausschusses. Die Vergütung durch die KV ist deswegen nur vorläufig und von der Zustimmung dieses Ausschusses abhängig, wobei der Arzt von der endgültigen Entscheidung unterrichtet wird. Da bisher Erfahrungen fehlen, ist es wünschenswert, daß Kollegen die Geschäftsstelle des Berufsverbandes über einschlägige Entscheidungen informieren.

C. Sonderleistungen

C. Sonderleistungen

I. Anlegen von Verbänden

Allgemeine Bemerkungen

1. Definition

Der Begriff „Verbände" ist in den Gebührenordnungen nicht definiert. Unter den Nrn. 200 bis 247 werden Verbände der unterschiedlichsten Art aufgeführt.
Nach früheren Vorstellungen wurde als Verband die Umwickelung mit Binden bezeichnet oder eine nach bestimmten „Regeln" vorgenommene besondere Verklebung (z. B. beim dachziegelförmigen Klebeverband).
Von dieser ursprünglichen, an der Verbandstechnik orientierten Begriffsbestimmung haben sich die Gebührenordnungen gelöst.
Auch die Art des Verbandmaterials (Stülpa-, Netz-, Fixomull-, Gips-, Kunststoff- und Klebeverbände etc.) ist nicht von ausschlaggebender Bedeutung für die Begriffsbestimmung.
Außerordentlich unterschiedlich sind die therapeutischen Zielsetzungen, denen die Verbände dienen. Die „Wundverbände", die in den *Allgemeinen Bestimmungen* von Nr. 200 erwähnt werden, umfassen nur einen Teilbereich der therapeutischen Zielsetzungen. Diese haben aber insoweit ausschlaggebende Bedeutung, als sie auch Material und Technik der Verbände bestimmen.
Gemeinsames Merkmal der „Verbände" ist, daß sie kleine und größere Teile der Körperoberfläche abdecken. Dieses gemeinsame Merkmal ist freilich angesichts der Unterschiede in Technik, Materialien und therapeutischen Zielsetzungen für die Begriffsbestimmung ohne substanzielle Aussage.

2. Therapeutische Zielsetzungen

Die unterschiedlichen therapeutischen Ziele, denen die Verbände dienen, sind insbesondere:
– sterile Abdeckung von Wunden, gleich welcher Genese,
– Aufbringen von therapeutisch wirksamen Substanzen,
– Kompression bei Krankheitszuständen unterschiedlicher Genese,
– Redression (z. B. mittels Klebeverbänden),
– Stütze (z. B. Schanz-Halskrawatte)
– Ruhigstellung (z. B. durch Schienen- oder Gipsverbände).

3. Ausschluß der Berechnung

3.1. Durch die „Allgemeinen Bestimmungen" von Nr. 200 wird die Berechnung von Verbänden nach Nr. 200 ausgeschlossen, die im Zusammenhang mit einem ärztlichen Eingriff (auch Ätzung, Infusion, Transfusion oder Injektion) angelegt werden. Ausdrücklich ausgeschlossen wird die Berechenbarkeit der Nr. 200 neben den Leistungen nach den Nrn. 2000 bis 2005, 2020 und 2021.
Die Entfernung von Fäden nach den Nrn. 2006 und 2007 ist keine operative Leistung, somit können Verbände nach Nr. 200 zusätzlich berechnet werden.
Im Gegensatz zum alten EBM gilt der Ausschluß der Nr. 200 nur für Verbände, die im unmittelbaren Anschluß an einen Eingriff („bei derselben Konsultation") angelegt werden. Demnach ist ein Verbandwechsel, der am Operationstag notwendig wird, berechenbar.
Der Ausschluß der Berechnung setzt voraus, daß der *örtliche* Zusammenhang gewahrt ist. Wird an anderer Stelle ein Verband notwendig, so ist dieser berechenbar. In solchen Fällen ist ein entsprechender Hinweis auf dem Abrechnungsschein zweckmäßig.
3.2. Heilpackungen sind keine Verbände im Sinne der Nrn. 200 ff., sondern physikalisch-medizinische Leistungen.
Keine berechenbaren Verbände im Sinne der Nrn. 200 bis 247 sind Heilpflaster und transdermale therapeutische Systeme. Was die Schwierigkeit

der Anwendung betrifft, so sind sie den nicht berechenbaren Schnellverbänden gleichzusetzen.

4. Berechnung mehrerer Verbände nebeneinander

4.1. Bestehen unterschiedliche therapeutische Zielsetzungen, so können verschiedenartige Verbände auch an einem Körperabschnitt nebeneinander berechnet werden, so z. B.:
– ein steriler therapeutischer Verband nach Nr. 200 neben verschiedenen Schienen- und Gipsverbänden,
– ein Salbenverband neben einem Kompressionsverband (SG Hannover Az S Ka 43/66, SG Düsseldorf Az. S2 Ka 109/66, LSG Nordrhein-Westfalen 17. 12. 69 LiKa 34/68). Diese Urteile bejahen die Berechnung eines Verbandes für das Ulcus cruris neben dem Kompressionsverband.

Ist für einen Verbandwechsel eine Fensterung oder sonstige Abänderung eines Gipsverbandes notwendig, so sind die Nrn. 247 und 200 nebeneinander berechnungsfähig.

4.2. Die Nr. 208 ist eine Zusatzleistung zu allen Formen der Verbände mit Ausnahme der Gips-, der Gipsschienenverbände und des Abduktionsschienenverbandes. Sie ist also bei medizinischer Notwendigkeit neben den Verbänden nach den Nrn. 200 und 204 sowie den Schienenverbänden nach den Nrn. 210 bis 213 berechnungsfähig.

4.3. Wenn mehrere Verbände, z. B. an verschiedenen Fingern, gesondert angelegt werden müssen, so kann die Gebühr für jeden der Verbände berechnet werden.

5. Verbände durch nichtärztliche Mitarbeiter

Nach den allgemeinen vertraglichen Bestimmungen EGO § 1 Absatz 1 sind auch Hilfsleistungen nichtärztlicher Mitarbeiter Vertragsleistungen, wenn der Vertragsarzt diese anordnet, fachlich überwacht und der nichtärztliche Mitarbeiter zur Erbringung der jeweiligen Hilfeleistungen qualifiziert ist. Demnach kann die Anlegung von Verbänden entsprechend ausgebildeten Helferinnen übertragen werden. Dies gilt auch für die Pflichtkrankenkassen.

6. Schnellverbände etc.

Für Schnell- und Sprühverbände, Heilpflaster, transdermale Systeme, Augen- und Ohrenklappen oder Dreiecktücher gibt es keine speziellen Gebühren. Sofern sie im Rahmen einer Arzt-Patientenbegegnung, z. B. Wundkontrolle, vom Arzt angeordnet oder angelegt werden, sind sie mit der Nr. 1 abgegolten.

7. Abnahme von Verbänden

Die Gebührenordnungen kennen dafür keine speziellen Leistungsnummern. Eine Ausnahme bildet die Nr. 246 – Abnahme des zirkulären Gipsverbandes. Geht die Verbandabnahme mit der Beurteilung der Wunde und Besprechung weiterer Maßnahmen einher, so ist die Nr. 1. berechenbar.

8. Schienenverbände

8.1. Schienenverbände sind selbständige ärztliche Leistungen. Sie können neben operativen und sonstigen Leistungen, auch neben anderen Verbänden in derselben Sitzung abgerechnet werden.
8.2. Schienenverbände werden meist zur mehr oder minder weitgehenden Ruhigstellung von Gliedmaßen angelegt. Daneben kommt ihnen aber auch eine Schutzfunktion z. B. für Wunden zu. Die Indikationen können entsprechend unterschiedlich sein. Die Schienung einer Gliedmaße kann notwendig sein bei Verletzungen, besonders bei Frakturen, aber auch bei entzündlichen Prozessen der Weichteile, z. B. bei Sehnenscheidenentzündungen, Pflegmonen usw. Außerdem kommt der Schienenverband als Notverband bei unklaren Schadenszuständen zur Anwendung.
8.3. Für die Herstellung von Schienenverbänden werden teils starre, teils formbare Materialien verwendet, die in der Regel einer besonderen Herrichtung, der Polsterung, Umwickelung und dergleichen bedürfen. Zusätzlich ist vielfach noch eine besondere individuelle Zurichtung der Schiene für das Anlegen am Patienten erforderlich. Für den Notverband kommen als Hilfsmaterialien auch die Luftkissenschienen „Air-Splint" in Betracht. Ebenso sind dafür mit Hilfe von Latten, Zweigen oder anderen brauchbarem Material notdürftig hergerichtete Schienen geeignet und bei

C. Sonderleistungen

ihrer Anlegung abrechnungsfähig. Aus Gipsbinden oder vergleichbaren Kunststoffen hergestellte Schienen sind nach den Nrn. 228/229 und 237/238 und nicht nach 210 bis 214 zu berechnen.

8.4. Umwickelungen der Gliedmaßen mit Polsterwatte oder ähnlichen Materialien zur Vorbereitung des Schienenverbandes stellen keinen berechnungsfähigen Verband im Sinne der Nrn. 200 ff dar.

9. Streckverbände

9.1. Ein Streckverband kann entweder konservativ (Nr. 217) oder operativ (Nr. 218) ausgeführt werden. Er dient einer Dauerzugbehandlung vor allem:
- zur Entlastung von Gelenken,
- zur partiellen Ruhigstellung oder Einrichtung von Frakturen,
- zur Detonisierung der Muskulatur und/oder Behandlung von Kontrakturen.

9.2. Kurzzeitige Traktionsbehandlungen mit Manschetten oder Traktionsschuhen sind als Leistungen aus dem Abschnitt E (physikalische Therapie) nach der Nr. 514 abzurechnen.

9.3. Neben den Leistungen nach Nr. 217 und 218 sind die zur Frakturbehandlung notwendigen besonderen Leistungen einschließlich erforderlicher Verbände berechnungsfähig, sofern kein Ausschluß gemäß den Bestimmungen besteht.

10. Gipsverbände

10.1. Das Leistungsziel von Gipsverbänden ist die Ruhigstellung von Körperabschnitten mit weitgehend starrer Fixierung, so daß vornehmlich Gelenke oder gebrochene Knochen nicht mehr aktiv oder passiv bewegt werden können.

Ein Gipsverband wird in der Regel für längere Zeit angelegt. Er kann aber auch zur kurzfristigen Ruhigstellung, z. B. als Transportverband, notwendig sein.

Unter einem Gipsverband angelegte Verbände, z. B. auf Wunden oder andere Hautschäden, auch Salbenverbände z. B. bei Sehnenscheidenerkrankungen, sind besonders abrechenbar, sofern sie nicht unter die Ausschlußbestimmungen zur Nr. 200 fallen.

10.2. Außer Knochenbrüchen können auch Knochenerkrankungen anderer Art oder Weichteilerkrankungen Anlaß zur Versorgung mit einem Gipsverband sein.

10.3. Die Stützverbandsysteme befinden sich in steter Fortentwicklung. Kunststoffverbände haben vielfach den herkömmlichen Gipsverband verdrängt oder werden kombiniert verwendet. Kunststoffverbände werden wegen ihres geringeren Gewichtes, ihrer Wasserfestigkeit und ihrer besseren Röntgenstrahlendurchlässigkeit für eine länger dauernde, nicht mehr oder nur gering korrekturbedürftige Ruhigstellung von Gliedmaßen bevorzugt (Gehverbände, Hülsenverbände, Schienungen usw.).

Nach Feststellung Nr. 239 der Arbeitsgemeinschaft nach § 19 des Arzt-Ersatzkassenvertrages sind synthetische Stützverbandsysteme nur bei Erkrankungen verordnungsfähig, die eine länger als 4 Wochen dauernde Ruhigstellung erfordern. Bei synthetischem Verbandmaterial unterschiedlicher Preishöhe ist vom Vertragsarzt das Gebot der Wirtschaftlichkeit besonders zu beachten (s. a. Rundschreiben der KBV H 14- VII, 8/80).

Dies gilt gemäß Absprache der Partner des Bundesmantelvertrages für Ärzte auch für den Anwendungsbereich des BMÄ.

Das Honorar für die als Gipsverbände aufgeführten ärztlichen Leistungen ändert sich nicht, wenn synthetisches Material zur Verwendung kommt. Die Leistung wird als gleichwertig angesehen, was hinsichtlich Kunstfertigkeit und Materialverständnis wohl zutrifft.

Das Material für Gips- und Kunststoffverbände ist als Sprechstundenbedarf oder auf besondere Verordnung zu beziehen. Auf die örtlich geltenden Regelungen für den Bezug von Sprechstundenbedarf wird verwiesen.

10.4. Gips- und ihnen entsprechende Kunststoffverbände sind erst dann als beendet und damit berechnungsfähig anzusehen, wenn die Leistung vollständig, d. h. der Verband im Sinne der jeweiligen Legende gebrauchsfähig ist. Dabei bleibt die Zeit zum Abbinden und Durchtrocknen eines Gipsverbandes außer acht. Eine wegen drohender Schwellung erforderliche sofortige Spaltung eines zirkulär angelegten Gipsverbandes ist Bestandteil der Leistung und nicht gesondert berechenbar (s. dazu auch besondere Bemerkungen zur Nr. 247).

10.5. Wird eine Gipsschiene nach Nr. 228 bzw. 237 später durch zusätzliche Gipsumwickelungen zum zirkulären Gips vervollständigt, so ist dafür nicht die Nr. 247, sondern eine der Nrn. 230–236, 239 abzurechnen (s. auch Wezel/Liebold 10–214, 1. 4. 90).

Besondere Bemerkungen

200 „*Verband (ausgenommen Schnell- und Sprühverband, Augenklappen, Ohrenklappen, Dreiecktücher, vorgefertigte Wundklebepflaster) oder Halskrawattenfertigverband.*" **45**

Allgemeine Bestimmungen: Verbände nach Nr. 200 können nicht berechnet werden, wenn sie zur Abdeckung von Wunden dienen, die durch einen ärztlichen Eingriff bei derselben Konsultation entstanden sind.

Verbände im Sinne der Nr. 200 sind alle Verbände, die nicht in den speziellen Leistungslegenden der Nrn. 201 bis 247 aufgeführt sind, z. B.:
– Kinnschleuderverband,
– Nasenschleuderverband,
– augenärztlicher Pflaster- oder Deckverband,
– Nackenverband,
– Halsverband, auch zirkulär (aber nicht Schanz-Halskrawattenverband)
– kleine und große Verbände (auch verschiedene „Gänge") an den Gliedmaßen,
– Salbenverbände an den Extremitäten oder an anderen Körperstellen,
– Kornährenverband für Finger, Hand, Fuß
– Schildkrötenverband für Ellbogen, Kniegelenk, Ferse und Zehen,
– Stülpa-, Schlauch- und Netzverbände,
– Fäustling,
– Anlegen von elastischen Binden; auch bei Verwendung mehrerer elastischer Binden für einen Körperteil kann Nr. 200 nur einmal berechnet werden,

Stütz- und Redressionsverbände (z. B. des Fußes) mit elastischen Pflasterverbänden sind nach Nr. 201 abzurechnen.

Nach Nr. 200 sind alle Nabelverbände (siehe Nr. 201), also auch der Nabelhernienverband abzurechnen. Wird ein Nabelhernienverband nach dem Zurückbringen eines Nabelbruches angelegt, so sind die Nrn. 200 und 2625 nebeneinander berechenbar, weil es sich bei der Nr. 2625 nicht um eine operative Leistung handelt.

201 *Redressierende Klebeverbände des Brustkorbes oder dachziegelförmiger Klebeverband – ausgenommen Nabelverband* **70**

Das Leistungsmerkmal „Klebeverband" ist heute differenzierter zu betrachten. Bei Unverträglichkeit gegenüber Klebematerial können für solche Verbände auch selbsthaftende Binden (mit Latexemulsion imprägniert) verwendet werden. Diese Binden haften nur auf sich selbst, kleben aber weder an der Haut noch an den Haaren.
Die Nr. 201 darf nicht berechnet werden für das Anlegen eines Rippengürtels (dafür Nr. 200). Der dachziegelförmige Klebeverband ist nicht auf den Brustkorb beschränkt. Er kann auch an den Extremitäten angelegt werden und ist auch dort berechnungsfähig.

204 *Zirkuläre Verbände des Kopfes, des Rumpfes, stabilisierender Verband des Halses, des Schulter- oder Hüftgelenks, oder einer Extremität über mindestens zwei große Gelenke, als Wundverband, oder zur Ruhigstellung oder Kompressionsverband* **95**

Die neuformulierte Nr. 204 umfaßt mehrere, bisher mit eigenen Legenden ausgewiesene, selbständige Leistungen. Die Abgrenzungen werden jeweils durch ein Komma vor „oder" verdeutlicht. Die einzelnen Leistungen sind:
1. Zirkuläre Verbände des Kopfes und des Rumpfes.
2. Stabilisierende Verbände des Halses, des Schulter- oder Hüftgelenkes.
3. Verbände einer Extremität über mindestens 2 große Gelenke als Wundverband oder zur Ruhigstellung.
4. Kompressionsverbände.

Zu 1.: Im Gegensatz zur bisherigen Legende der Nr. 204 sind die zirkulären Verbände des Schulter- und Hüftgelenks nicht mehr aufgeführt. Soweit sie keine stabilisierende Funktion haben, sind sie demnach über die Nr. 200 abzurechnen.
Zu 2.: Darunter fallen der Schanz-Halskrawattenverband (bisher 202), Rucksack, Desault- und Gilchrist-Verbände (bisher Nr. 205), aber auch ande-

C. Sonderleistungen

re Verbände des Schulter- oder des Hüftgelenks, die durch die Art ihrer Ausführung der Stabilisierung dieser Gelenke dienen. Auf dieses Leistungsziel sollte bei der Abrechnung hingewiesen werden.

Beim *Halskrawattenverband* handelt es sich um eine stützend wärmende, komprimierende Fixierung der Halswirbelsäule. Jeder Verband, der diese Voraussetzung erfüllt, kann als solcher abgerechnet werden mit Ausnahme vom Halskrawattenfertigverband. Es spielt keine Rolle, ob die verschiedenen Materialien des Verbandes in der Praxis des Arztes vom Arzt selber oder einer Helferin zusammengestellt, nacheinander oder abwechselnd angewandt werden. Für Patient und Kostenträger ist es in der Regel wirtschaftlicher, einen vorgefertigten Verband zu benutzen. Das Anlegen solcher Verbände kann aber nur nach Nr. 200 abgerechnet werden.

Bei einer zusätzlichen Stärke- oder Gipsfixation ist die Nr. 208 neben der Nr. 204 berechenbar.

Der *Rucksackverband* dient dazu, ein gebrochenes Schlüsselbein zu extendieren und ruhigzustellen. Der Verband muß je nach Notwendigkeit mehrfach, anfangs evtl. sogar mehrmals am Tag erneuert werden, um die beabsichtigte Wirkung zu erzielen.

Beim *Desault-Verband* handelt es sich um einen Verband mit dem nach schultergelenksnahen Knochen- oder Bandverletzungen eine Ruhigstellung der oberen Extremität von der Schulter bis zum Handgelenk erfolgt. Die dabei erforderliche Abpolsterung an bestimmte Stellen gehört zur Verbandleistung. Auch der aus Schlauch/Mull gefertigte *Gilchrist-Verband* dient der Ruhigstellung des Schultergelenkes.

Zu 3.: Die Indikation zu solchen Verbänden ist wohl nur bei ausgedehnten Wunden gegeben, da eine Ruhigstellung von 2 großen Gelenken mit Bindenverbänden nicht zu erreichen ist.

Zu 4.: Dieser Teil der Legende entspricht der bisherigen Nr. 203 und gilt sowohl für Kompressionsverbände des Unterschenkels als auch des ganzen Beines. Nach Wezel/Liebold ist der Leistungsinhalt der Nr. 204 auch dann erfüllt, wenn kein Gelenk erfaßt ist (Wezel/Liebold, 10–200, Stand 1: 7. 92)

Definition: Der Kompressionsverband unterscheidet sich in der Technik der Anbringung und den physikalischen Eigenschaften des Kompressionsmaterials von sonstigen Verbänden. Besondere Techniken werden z. B. von Sigg, Fischer, Braun-Falco, Bisgaard, Gibney, Pütter, Keinig und Rotter angegeben.

Als Kompressionsmaterial können Schaumgummi, synthetische Schaumstoffe, Stahlwolle oder dergleichen verwendet werden.

Das Anwickeln einer oder mehrere elastischer Binden stellt ebensowenig einen Kompressionsverband dar wie der einfache Kompressionsverband nach der Punktion einer Vene.

Indikation: Der Kompressionsverband dient der Vorbeugung oder Beseitigung von Schwellungs- und Stauungszuständen unterschiedlicher Genese. So sind komprimierende Maßnahmen notwendig bei allen Krankheitszuständen mit Ödembildung und Ödemneigung, wie bei der Varikose, der Thrombophlebitis, der tiefen Thrombose, dem postthrombotischen Syndrom, dem Ulcus varicosum oder dem Lymphödem. Distorsionen, Hämatome, Reizzustände arthrotischer Gelenke oder Gelenkergüsse können Kompressionsverbände ebenso erforderlich machen wie sie zur Verhinderung eines Rezidivergußes nach Gelenkpunktion, zur Vorbeugung bzw. Therapie einer Nachblutung oder Serombildung notwendig sein können. Ihre Anwendung ist deswegen nicht nur auf die Extremitäten beschränkt.

Berechnung neben anderen Leistungen: Der Kompressionsverband ist auch im Zusammenhang mit operativen Leistungen, Punktionen etc. abrechnungsfähig, wenn er die unter a.) angegebenen Kriterien erfüllt, weil der Ausschluß lediglich für die Nr. 200 gilt.

Hinsichtlich der Berechenbarkeit zusätzlich zu anderen Verbänden wird auf Ziffer 4 der Allgemeinen Bemerkungen verwiesen.

Ein Kompressionsverband kann sooft berechnet werden, wie er aus medizinischer Indikation gewechselt werden muß. Dies kann auch mehrfach am Tage sein.

Das Anlegen von Kompressionsverbänden durch Hilfspersonal ist unter den in Ziffer 5 der Allgemeinen Bemerkungen beschriebenen Voraussetzungen berechenbar.

206 *Tape-Verband eines kleinen Gelenkes* **70**

Tape-Verbände sind gelenkstabilisierende Stützverbände mit unelastischen Pflasterzügen. Dabei unterscheidet der EBM jetzt in der Bewertung zwischen großen und kleinen Gelenken.

207 *Tape-Verband eines großen Gelenkes* **120**
oder Zinkleimverband

Zinkleimverbände werden meist an der unteren Extremität als Dauerverbände angelegt. Sie sind zusätzlich zu anderen Verbänden berechenbar. Für die Abnahme eines Zinkleimverbandes gilt die Ziffer 7 der Allgemeinen Bemerkungen.

Wenn auch der Zinkleimverband als typischer Dauerverband anzusehen ist, so muß er doch, je nach den Gegebenheiten und nach Bedarf abgenommen und gewechselt werden. Bei den zur Zeit im Handel beziehbaren Zinkleimbinden ist die Abnahme problemlos und sogar eine Wiederanlegung der abgenommenen Binden möglich.

208 *Stärke- oder Gipsfixation zu einem* **30**
Verband, zusätzlich

Die Nr. 208 ist eine Zusatzleistung zu allen Formen der Verbände mit Ausnahme der Gips-, der Gipsschienenverbände und des Abduktionsschienenverbandes. Sie ist also neben den Verbänden nach den Nrn. 200 und 204, ebenso neben den Schienenverbänden nach den Nrn. 210 und 213 berechnungsfähig.

210 *Kleiner Schienenverband – auch als* **75**
Notverband bei Frakturen

Nach Nr. 210 ist jeder Schienenverband abzurechnen, sofern nicht die Nrn. 212 oder 214 Platz greifen.

Der kleine Schienenverband schient eines oder mehrere kleine Gelenke und/oder ein großes Gelenk. Zum Begriff großes Gelenk s. Legende zu Nr. 212. So ist das Anlegen einer Fingerschiene, z. B. auch der sogenannten Stack-Fingerschiene, ebenso nach Nr. 210 zu berechnen wie eine die gesamte Hand einschließlich Handwurzel ruhigstellende Schienung.

Als „erster Notverband" ist eine Verbandsanordnung mit provisorischer Schienung zu verstehen, die lediglich zur vorübergehenden Ruhigstellung bis zur regulären Versorgung dient. Für die Berechnung des Notverbandes ist nicht entscheidend, ob eine Fraktur vorliegt, sondern ob eine Indikation zur Schienung besteht. Auch bei einem Notverband können zusätzliche Verbandanordnungen erforderlich sein und berechnet werden. Die später im Rahmen der regulären Versorgung notwendigen Verbände sind unabhängig von den im Rahmen der Notversorgung erbrachten Leistungen berechnungsfähig, sofern nicht die bekannten Ausschlüsse Platz greifen.

211 *Kleiner Schienenverband bei Wieder-* **60**
anlegung derselben nicht neu herge-
richteten Schiene

Wird ein Schienenverband nach Nr. 210 nach Abnahme zur Befundkontrolle, Wechsel eines Wundverbandes oder sonstiger Maßnahmen wieder angelegt, ohne daß wesentliche Änderungen an ihm vorgenommen werden, so ist dies nach Nr. 211 zu berechnen.

Muß dagegen die Schiene neu hergerichtet werden, z. B. wegen blutiger Durchtränkung der Konfektionierung, oder muß die Schiene in ihrer Form verändert werden, so gilt die Schiene als neue Schiene und das Anlegen als erstes Anlegen. Somit ist die Nr. 210 erneut anzusetzen (s. auch Wezel/Liebold, 10–202, Stand: 1. 1. 92).

212 *Schienenverband mit Einschluß von* **180**
mindestens zwei großen Gelenken
(Schulter-, Ellbogen-, Hand-, Knie-,
Fußgelenk), auch als erster Notver-
band bei Frakturen

Hinsichtlich der Materialien, der Indikation und anderer Umstände gilt für die Nr. 212 dasselbe wie für die Nr. 210. Der Verband nach Nr. 212 muß jedoch wenigstens zwei der in der Legende aufgeführten Gelenke einschließen, d. h. übergreifen und damit ruhigstellen.

Obwohl auch das Hüftgelenk zu den großen Gelenken gehört, wird es in der Nr. 212 nicht erwähnt, weil bei der Konzeption der Legende eine brauchbare Schienenvorrichtung zur Ruhigstellung des Hüftgelenkes nicht bekannt war. Die Entwicklung der pneumatischen Rumpfmanschetten erlaubt aber auch die Ruhigstellung des Hüftgelenkes für Transportzwecke. Für diese Art der Lagerung und Schienung unter Einschluß der Hüfte ist somit die Nr. 212 im Sinne eines Notverbandes zu berechnen.

Spreizvorrichtungen mit Schienencharakter, z. B. nach Rosen, Hofmann-Daimler, zur Behandlung von Hüftreifungsstörungen bei Säuglingen und Kleinkindern sind Schienenverbände im Sinne der Nr. 212, da sie zwei große Gelenke (beide Hüftgelenke) einschließen. Das Anlegen von Aktiv-

C. Sonderleistungen

spreizhöschen oder ähnlicher Vorrichtungen erfüllt dagegen nicht den Leistungsinhalt der Nr. 212, dies wird vielmehr unter der Beratung subsumiert.

213 *Schienenverband mit Einschluß von mindestens zwei großen Gelenken (Schulter-, Ellbogen-, Hand-, Knie-, Fußgelenk) bei Wiederanlegen derselben nicht neu hergerichteten Schiene* **100**

Das zur Nr. 211 Gesagte gilt auch für den "großen" Schienenverband.

214 *Abduktionsschienenverband, auch mit Stärke- oder Gipsfixation* **240**

Es handelt sich dabei um eine Verbandanordnung zur Ruhigstellung des Armes und des Schultergelenkes, wobei auch vorgefertigtes Schienenmaterial verwendet werden kann, das am Rumpf mit Binden und Gurten befestigt wird. Das zusätzliche Aufbringen von Stärke- oder Gipsbinden zur Fixierung des Verbandes, ggf. auch nur in einem Abschnitt (Arm) ist nicht gesondert berechnungsfähig. Wird jedoch die Gipsumwickelung so stabil ausgeführt, das die Verbandanordnung den Charakter eines regelrechten Gipsverbandes des Armes und der Schulter gewinnt, dann kommt statt der Nr. 214 die Nr. 239 zur Berechnung.

Für andere Gelenke, z. B. die Hüfte, kommen Verbandsanordnungen nach Nr. 214 nicht zur Anwendung.

217 *Streckverband* **230**

Gemeint ist hier das Anbringen einer Dauerzugvorrichtung am Weichteilmantel einer Extremität ohne Verwendung von Nägeln oder Drähten. Der Verband kann mit verschiedenen Materialien an den Gliedmaßen fixiert werden, z. B. Klebematerialien, vorgefertigten Hülsen, Manschetten u. a. Der Aufbau der für die Traktionsbehandlung erforderlichen Vorrichtung mit Galgen, Rollen, Gewichten, Federn usw. gehört zum Leistungsinhalt der Nr. 217, ebenso das Einstellen der Zugkraft.

Muß ein Streckverband nach Nr. 217 erneuert werden, so kann diese Nr. erneut in Ansatz gebracht werden, ggf. auch am selben Tag. Denkbar ist z. B., daß infolge einer eintretenden Schweißabsonderung angelegte Pflasterzügel nicht mehr auf der Haut haften.

Das Umstellen der Zugvorrichtung oder Veränderungen der Zugkraft an einem sonst unveränderten Streckverband ist keine berechnungsfähige Leistung.

Wird eine Streckvorrichtung an zwei Extremitäten angelegt, z. B. bei der overhead-Extension im Rahmen der Behandlung einer Hüftluxation beim Säugling, dann ist die Nr. 217 zweimal abrechenbar.

218 *Streckverband mit Nagel- oder Drahtextension* **670**

Danach wird die transcutane und transossäre Einbringung eines Steinmann-Nagels oder Kirschner-Drahtes abgerechnet, über den mit Hilfe von Spannbügeln ein direkter Zug am Knochen bewirkt wird. Sinngemäß gilt dies auch für Schrauben mit daran befestigten Traktionsvorrichtungen. Werden derartige Extensionen an mehreren Extremitäten angebracht, so ist die Nr. 218 mehrfach ansetzbar. Dies gilt auch, wenn mehrere Traktionsvorrichtungen z. B. mit unterschiedlichen Zugrichtungen an einer Extremität angelegt werden.

Die Berechnung der Nr. 218 schließt die Berechnung anderer Verbandleistungen, z. B. die eines Abduktionsschienenverbandes nicht aus.

Die erstmalige sterile Abdeckung der Perforationsstellen nach Einbringen des Nagels oder des Drahtes ist Bestandteil der Nr. 218. im weiteren Verlauf kann die Erneuerung dieser Abdeckung nach Nr. 200 berechnet werden. Bedürfen die Perforationsstellen wegen entzündlicher Veränderungen einer besonderen Behandlung, so kann dafür die Nr. 2020 angesetzt werden.

Der Fixateur externe ist kein Streckverband im Sinne der Nr. 218. Seine Anlage ist nach Nr. 2345 berechnungsfähig.

Gipsfingerling **90**

Es handelt sich dabei um die Ruhigstellung eines Fingers mit einem zirkulären Gips- oder Kunststoffverband mit Einschluß des Mittel- und Endgelenkes. Ein zur besseren Fixierung miteingegipster Bindenzügel zur Befestigung am Handgelenk ist nicht gesondert berechnungsfähig, ebensowenig die Abnahme des Fingerling.

Gipspantoffel **210**

Der Gipspantoffel dient der Ruhigstellung des Fußes mit einer an der Sohle angelegten, um den Fußrand und über die Zehen herumgezogenen Gipslongette, die mit Mullbinden oder ähnlichen Methoden am Fuß befestigt wird.

228 *Gipsschienenverband*   210

Der Gipsschienenverband nach Nr. 228 entspricht in seiner Ausdehnung dem Schienenverband nach Nr. 210 (s. dort). Als Beispiele seien angeführt: Gipsschiene am Daumen mit Einschluß des ersten Mittelhandstrahles; dorsale und volare Gipsschiene, die vom Fingerbereich bis an den Ellbogen heranreicht, ggf. also sämtliche Fingergelenke und die Handwurzel fixiert; eine Gipsschiene, die am Handgelenk beginnt und, ohne dieses mit ruhigzustellen, bis zum Oberarm reicht, also Verbandanordnung, die das Ellbogengelenk und evtl. die Unterarmdrehung blockiert. Auch eine breite, den Oberarm halbzirkulär umfassende Gipsschiene, z. B. auch in Verbindung mit einem Verband nach Desault und Gilchrist, ist nach Nr. 228 berechnungsfähig, ebenso die typische U-Schiene zur Stabilisierung des Sprunggelenkes.

Gipsschienenverbände werden vielfach dann angelegt, wenn zwischenzeitlich notwendige Behandlungsmaßnahmen eine wiederholte Abnahme der Schiene erforderlich machen. Werden deswegen bei der Erstanlegung besondere Maßnahmen getroffen, z. B. Einhüllung in einen Trikotschlauch o. ä., so rechtfertigen diese keinen zusätzlichen Gebührensatz.

229 *Gipsschienenverband, bei Wiederan-*   120
legung derselben, nicht neu hergerichteten Schiene

Der Leistungsinhalt entspricht dem der Nr. 211, somit kann auf die dortige Kommentierung verwiesen werden. Auch beim Gipsschienenverband berechtigen wesentliche Änderungen, wie die Verstärkung oder die Erneuerung der Polsterung den erneuten Ansatz der Nr. 228. Die Abnahme eines Gipsschienenverbandes ist nicht berechnungsfähig.

230 *Zirkulärer Gipsverband, ggf. auch*   300
Gipstutor

Mit der Nr. 230 sind zirkulär angelegte Gipsverbände zu berechnen, mit denen in der Regel mehrere kleine und/oder ein großes Gelenk mit dem dazugehörigen Extremitätenabschnitt umschlossen und stabilisiert werden.

Typische Beispiele sind der geschlossenen Unterarm-Mittelhand-Gips zur Ruhigstellung der Radiusfraktur loco typico oder der Unterschenkel-Fußgips zur Behandlung einer Knöchelfraktur oder Außenbandruptur. Auch ein Gipsschuh, der handbreit oberhalb des Knöchels abschließt und somit eine Stabilisierung des Sprunggelenkes bewirkt, ist nach Nr. 230 zu berechnen.

Weiterhin ist als typischer Verband nach 230 der „Gipstutor" zu verstehen, der von der Fessel bis etwa zur Hälfte des Oberschenkels hinaufreicht und damit das Kniegelenk ruhigstellt.

Die Verbände nach Nr. 225 und 227 sind nicht nach Nr. 230 abrechenbar, obwohl sie auch zirkulär angelegt werden.

Die nach der Anlegung eines zirkulären Gipsverbandes wegen der Gefahr einer Schwellung häufig erforderliche sofortige Spaltung des Verbandes ist Bestandteil der Leistung nach Nr. 230.

Auch andere ergänzende Zurichtungen an einem Gipsverband, z. B. Fensterung über einer Operationswunde, sind nicht gesondert berechnungsfähig, wenn sie an demselben Tag vorgenommen werden. Wird die Fensterung oder Spaltung erst an einem anderen Tag ausgeführt, so ist sie nach Nr. 247 abrechenbar.

Wird ein zirkulärer Unterschenkel-Fuß-Gipsverband sofort mit verstärkter Sohle und Gehstollen ausgerüstet, so ist er als Gehgipsverband nach Nr. 231 abzurechnen. Wird er dagegen erst an einem anderen Tag, nach Durchtrocknen und völliger Stabilisierung durch entsprechende Maßnahmen zum Gehgips umgewandelt, so ist primär die Nr. 230 und nach der Umarbeitung die Nr. 247 anzusetzen.

231 *Zirkulärer Gehgipsverband des Un-*   360
terschenkels

Die Nr. 231 vergütet einen zirkulären Unterschenkelverband, der primär als Gehgipsverband angelegt wird. Da er als solcher, abgesehen von der erforderlichen vollständigen Abbindung, benutzbar sein muß, können Zusatzleistungen nach Nr. 247 nicht berechnet werden.

Für einen zirkulären Gehgips des Oberschenkels kann auch dann, wenn er am selben Tag komplett angelegt wurde, nur die Nr. 232 berechnet werden.

C. Sonderleistungen

Ob miteingegipste Gehbügel, Gehstollen, äußerlich anzubringende Gehbügel oder Gipsgaloschen für einen Gehgips zur Anwendung kommen, bleibt dem Arzt überlassen. In jedem Fall muß aber der Verband so stabil ausgeführt werden, daß er der Belastung standhält.

232 *Zirkulärer Gipsverband, der wenigstens über 2 große Gelenke (Schulter-, Ellbogen-, Hand-, Knie-, Sprunggelenk) reicht* — 450

Die Definition der großen Gelenke entspricht der der Nr. 212. Das Hüftgelenk fehlt auch in dieser Legende, weil die das Hüftgelenk erfassenden Gipsverbände nach Nr. 239 abzurechnen sind.
Da eine eigene Nr. für den Oberschenkelgehgips fehlt, muß er über die Nr. 232 abgerechnet werden. Eine zusätzliche Berechnung der Nr. 247 ist dabei nicht möglich. Erfolgt dagegen die Zurichtung zum Gehgipsverband erst am nächsten oder einem späteren Tag, dann ist die Nr. 247 für die Änderung ansetzbar.

235 *Zirkulärer Gipsverband des Halses, ggf. mit Schultergürtel, einschließlich Kopfstütze* — 760

Die Indikation zu dieser Verbandanordnung sind Frakturen, operative Maßnahmen oder Erkrankungen an der Halswirbelsäule und der Schädelbasis, Einrenkungen nach Luxationen, aber auch Weichteiloperationen, z. B. des Schiefhalses, ggf. auch schwere Distorsionstraumen der Halswirbelsäule. Nach seiner Form wird dieser Gips gelegentlich auch als Diademgips oder Minervagips bezeichnet. Es ist nicht notwendig, daß die Halsregion zirkulär eingegipst wird. Sie kann auch mit Longetten oder in anderer Form überbrückt werden, die nur einen zirkulären Kopfteil und einen kragenartigen Schulter-Nacken-Teil starr verbinden.

236 *Zirkulärer Gipsverband des Rumpfes* — 950

Gemeint ist ein zirkulärer Verband des Rumpfes in Form eines Mieders oder Korsettes. Ziel ist die Ruhigstellung eines erkrankten Wirbelsäulenabschnittes, auch nach Bruchverletzung oder Luxation (Reklinationsgips).
Die Leistung ist nicht identisch mit dem Gipsmodell für das Gipsbett oder einem Gipsabdruck nach Nr. 3316.

Bei der Behandlung der Skoliose kommen Umkrümmungsgipsverbände des Rumpfes zur Anwendung. Die Abrechnung eines sogenannten Risser-Gipsverbandes und anderer Verbände mit Redression des Rumpfes einschließlich Fixierung von Hals und Kopf (Abbot oder Cotrel u.a.) erfolgt mit den Nrn. 235 + 236 + 3200.
Ein Quengelrumpfgips ohne Einschluß von Kopf und Hals wird nach den Nrn. 236 und 245 berechnet, mit Einschluß von Hals und Kopf nach 235 + 236 + 3200.

237 *Gipsschienenverband, der wenigstens über 2 große Gelenke (Schulter-, Ellbogen-, Hand-, Knie-, Sprunggelenk) reicht* — 360

Der Hauptanwendungsbereich der Nr. 237 sind Verbände, die an der oberen Extremität Handgelenk, Unterarmdrehgelenk und Ellbogengelenk ruhigstellen, also die Oberarmgipsschiene, seltener die entsprechende Verbandanordnung am Bein zur Fixierung des Kniegelenkes und der Sprunggelenke.

238 *Gipsschienenverband, der wenigstens über 2 große Gelenke (Schulter-, Ellbogen-, Hand-, Knie-, Sprunggelenk) reicht bei Wiederanlegung derselben nicht neu hergerichteten Schiene* — 160

Es kann hier auf die Kommentierung zu den Nrn. 211 und 229 verwiesen werden. Mit der Nr. 238 wird das Wiederanlegen der im wesentlichen unveränderten Schiene honoriert, nachdem an der erkrankten Gliedmaße Behandlungsmaßnahmen vorgenommen worden sind oder wenn die Schiene nur deswegen neu angewickelt werden muß, weil sie sich gelockert hat. Werden dagegen wesentliche Änderungen an der Schiene notwendig, dann kann die Nr. 237 erneut zum Ansatz kommen.

239 *Gipsverband für Arm und Schulter oder Bein mit Beckengürtel* — 760

Diese Position deckt den klassischen Becken-Bein-Fuß-Gipsverband bzw. einen den Schultergürtel und einen Arm umfassenden Gipsverband ab.

Nach der Legende ist der Leistungsinhalt erfüllt, wenn der Verband den Arm und einseitig die Schulter umfaßt, während die Verbandanordnung am Bein eine zirkuläre Ausführung am Becken erforderlich macht. Es ist dabei nicht unbedingt notwendig, daß Hand und Fuß mit in den Verband einbezogen werden. Beim Brust-Arm-Gips kann es jedoch zweckmäßig sein, die Hand einzubeziehen, damit sie nicht ständig muskulär stabilisiert werden muß.

Mit zirkulären Touren um das Becken, somit auch über die gegenseitige Hüfte erfolgt noch keine Ruhigstellung dieses gegenseitigen Hüftgelenkes. Somit erlaubt diese Verbandanordnung keine zusätzliche Berechnung weiterer Positionen. Wird aber der Becken-Bein-Gips so ausgeführt, daß auch das gegenseitige Hüftgelenk in Form einer kurzen Gipshose fixiert wird, dann ist neben der Nr. 239 die Nr. 230 zusätzlich ansetzbar. Wird auf der Gegenseite nicht nur das Hüftgelenk, sondern auch das Kniegelenk mit einer bis auf den Unterschenkel reichenden zirkulären Gipsanordnung fixiert, dann ist die Nr. 232 zusätzlich zur Nr. 239 ansetzbar.

Entsprechendes gilt bei Ausdehnung eines Schulter-Arm-Gipses auf die Gegenseite mit Fixierung des gegenseitigen Schultergelenkes und evtl. zusätzlich noch des Ellbogengelenkes.

Grundstäzlich ist darauf hinzuweisen, daß die Legende eine zirkuläre Gipsanordnung nicht vorschreibt. Es sind also auch entsprechende Schienenausführungen nach Nr. 239 abrechnungsfähig, wenngleich zumindest für den Becken-Bein-Gips die Stabilität eines Schienenverbandes als zweifelhaft angesehen werden muß.

Nach der Nr. 239 und vielfach auch mit der Ergänzung durch Nr. 230 und 232, wie oben dargestellt, sind auch Gipsverbände zu berechnen, wie sie bei der Behandlung der Hüftluxation von Säuglingen und Kleinstkindern üblich sind (Lorenz- und Lange-Gips). Werden solche Verbände in Form der kurzen Gipshose ausgeführt, so kommen die Nrn. 239 + 232 zur Berechnung.

240 *Gipsbett oder Nachtschale für den Rumpf* **950**

Ein Gipsbett oder eine Nachtschale für den Rumpf wird hergestellt, indem in Bauch- oder Rückenlage ein Negativ der Rücken- bzw. Vorderseite des Rumpfes abgenommen wird, wenn erforderlich auch unter Einschluß rumpfnaher Extremitätenanteile. Dieses Negativ wird entweder direkt noch während des Aushärtens oder später zum eigentlichen Gipsbett hergerichtet, indem die Ränder gesäubert und Verstärkungen sowie therapeutische Notwendigkeiten wie Pelotten, Widerlager, Posterungen usw. angebracht werden.

Der Leistungsinhalt ist aber auch erfüllt, wenn sich der Arzt auf die Abnahme des Negativs beschränkt und es mit der notwendigen Verordnung an den Orthopädietechniker zur Vervollständigung weiterleitet. Im Hinblick auf die für die Nr. 240 angesetzte Gebühr im Vergleich zu den staatlich genehmigten Gebühren der Orthopädietechniker für die Konfektionierung eines Gipsbettes oder einer Liegeschale ist davon auszugehen, daß die Verfasser der Gebührenordnung mit dieser Nr. lediglich die Fertigung der rohen Gipsschale im Sinne gehabt haben. Trotzdem hat der Arzt keinen Anspruch auf zusätzliche Vergütung, wenn er das Gipsbett, ohne einen Orthopädietechniker einzuschalten, selber fertigstellt.

Alternativ könnte auch von einem Rumpfmodell eine Liegeschale gefertigt werden, womit dann zusätzlich zur Nr. 240 auch die Nr. 3230 anfallen würde. Diese Auffassung wird durch die zwischen den Verbänden der Orthopädietechnik und den Landesverbänden der gesetzlichen Krankenversicherung NRW abgeschlossenen Tarife unterstützt. Etwa erforderliche Redressionsmaßnahmen am Rumpf sind in der Fertigung des Gipsbettes nach Nr. 240 nicht eingeschlossen. Soll die Liegeschale eine Umkrümmung des Rumpfes bewirken, z. B. bei der Behandlung einer Säuglingskoliose, so ist zusätzlich die Nr. 3200 ansetzbar.

245 *Quengelverband zusätzlich zum jeweiligen Gipsverband* **120**

Quengelverbände sind Vorrichtungen, um über elastische oder unelastische Zügel Kräfte auf Gliedmaßen oder Teile derselben einwirken zu lassen mit dem Ziel, eingeschränkte Gelenkfunktionen im Sinne der Beugung oder Streckung zu verbessern. Auch zur Umkrümmung am Rumpf sind Quengelvorrichtungen an Gipsverbänden gebräuchlich.

Die Leistung nach Nr. 245 umfaßt lediglich das Anbringen der Zugvorrichtung an zuvor angelegten Gipsverbänden. Das Anlegen dieser Gipsverbände wird unabhängig von der Nr. 245 berechnet.

C. Sonderleistungen

Die für den Quengelverband notwendigen Materialien sind zu Lasten des Patienten zu verordnen.

246 *Abnahme des zirkulären Gipsverbandes* **170**

Feststellung Nr. 598 der AG 19 zur E-GO: Die Leistung nach Nr. 246 ist nach Anlegen von Gipsverbänden nach den Nrn. 230 bis 236 und 239 berechnungsfähig.

Wenn die Arbeitsgemeinschaft nach § 19 auch grundsätzlich nur Feststellungen und Beschlüsse treffen kann, die für die Ersatzkassenabrechnung Gültigkeit haben, so ist kein Zweifel, daß sie inhaltlich auch auf die Abrechnung mit den Pflichtkrankenkassen anzuwenden sind. Die Abnahme von Gipsschienenverbänden oder Verbänden mit zusätzlicher Gipsfixation kann nicht über die Nr. 246 abgerechnet werden.

247 *Änderung (z. B. Fensterung, Spaltung,* **130**
Schieneneinsetzung, Anlegen eines
Gehbügels, einer Abrollsohle) eines
nicht am selben Tag angelegten Gipsverbandes

Die Einfügung von "z. B." in die Legende erlaubt es, auch alle nicht ausdrücklich genannten nachträglichen Zurichtungen am fertigen Gips, ebenso Verstärkung oder Reparatur eines Gipsverbandes, in den Leistungsinhalt der Nr. 247 einzubeziehen.

Dabei sind auch mehrere Leistungen dieser Art in derselben Sitzung getrennt berechenbar. Die gegenteilige Auffassung von Wezel/Liebold, (10-208, 1. 7. 91) ist durch die Legende oder sonstige einschränkende Bestimmungen in den Gebührenordnungen nicht gedeckt und steht auch in Widerspruch zur Auffassung von Brück in der Kommentierung zur inhaltlich identischen Nr. 247 des alten EBM.

Zu beachten ist, daß alle Leistungen, die der Nr. 247 zuzuordnen sind, nur dann berechnet werden können, wenn sie nicht an dem Tag erfolgen, an dem der Gips angelegt wird.

Ausnahmen sind aber denkbar. So ist Brück der Auffassung, daß das Fenstern eines Gipsverbandes in besonderen Fällen auch am selben Tag nach Nr. 247 abrechnungsfähig sein müsse, z. B. wenn sich die Notwendigkeit dazu durch eine stark nässende oder frisch blutende Wunde ergibt.

Ist ein Gehgipsverband so beschädigt, daß er neu gefertigt werden muß, so erfolgt die Abnahme (Nr. 246) und Neufertigung (Nr. 231). Genügt die Neufixierung des Gehstollens, so ist diese nach Nr. 247 abzurechnen.

Wird der herausgeschnittene Teil eines Gipsfensters nach einem Verbandwechsel nur lose eingesetzt und mit Pflaster oder elastischen Binden fixiert, so stellt dies im Gegensatz zu einem Verschluß des Fensters mit Gipsbinden keine Leistung nach Nr. 247 dar.

E. Physikalisch-medizinische Leistungen

E. Physikalisch-medizinische Leistungen

Allgemeine Bemerkungen zu den physikalisch-medizinischen Leistungen

1. Zuordnung der physikalisch-medizinischen Leistungen

Die in Kapitel E aufgeführten Leistungen sind *ärztliche Sachleistungen*. Sie können jedoch auch als Heilmittel verordnet werden, soweit dies nicht anders bestimmt ist.
Hierbei hat der verordnende Arzt die Richtlinien des Bundesausschusses der Ärzte und Krankenkassen über die Verordnung von Heilmitteln und Hilfsmitteln in der kassenärztlichen Versorgung (Heilmittel- und Hilfsmittel-Richtlinien vom 26. Februar 1982 mit Änderung vom 29. Nov. 1983, 10. Dez. 1985, 12. Jan. 1989, 20. Juni 1989 und 4. Mai 1990, 14. August und 4. Dezember 1990) zu beachten. Die Präambel und die allgemeinen Bestimmungen zu den einzelnen Leistungsnummern des Kapitels E sind zu berücksichtigen.

2. Ausschlüsse

Nicht als kassenärztliche Leistung anerkannte Behandlungsmethoden: Der Bundesminister für Arbeit und Sozialordnung hat auf der Grundlage des § 34 Abs. 4 SGB V mit Zustimmung des Bundesrates eine Rechtsverordnung über Hilfsmittel von geringem therapeutischen Nutzen oder geringem Abgabepreis in der gesetzlichen Krankenversicherung erlassen. Diese Verordnung ist nach Veröffentlichung Ende Dezember 1989 im Bundesgesetzblatt bereits ab 1. Januar 1990 in Kraft getreten. Mit dieser Verordnung werden eine Reihe von Hilfsmitteln von der Versorgung in der gesetzlichen Krankenversicherung und damit von der Verordnung durch den Kassen- und Vertragsarzt ausgeschlossen (siehe Deutsches Ärzteblatt Nr. 1/2 vom 08. Januar 1990, Seite 67).
Richtlinien des Bundesausschusses der Ärzte und Krankenkassen: Der Bundesausschuß der Ärzte und Krankenkassen hat in einer Sitzung vom 04. Dezember 1990 Richtlinien über die Einführung neuer Untersuchungs- und Behandlungsmethoden (NUB-Richtlinien) beschlossen.
In der Anlage 2 zu diesen Richtlinien stellt der Ausschuß ausdrücklich fest, welche Behandlungsmethoden *nicht als kassenärztliche Leistung* anerkannt werden:

1. Elektroakupunktur nach Voll,
2. „Heidelberger Kapsel" (Säurewertmessung im Magen durch Anwendung der Endoradiosonde),
3. Intravasale Insufflation von Sauerstoff und anderen Gasen,
4. Oxyontherapie (Behandlung mit ionisiertem Sauerstoff-Ozon-Gemisch),
5. Behandlung mit niederenergetischem Laser (Soft- und Mid-Power-Laser),
6. Sauerstoffmehrschritt-Therapie nach von Ardenne,
7. Immunoaugmentative Therapie.

Nach Auffassung des Bundesausschusses der Ärzte und Krankenkassen sind diese Methoden für eine ausreichende, zweckmäßige und wirtschaftliche Versorgung der Versicherten unter Berücksichtigung des allgemein anerkannten Standes der medizinischen Erkenntnisse nicht erforderlich. Die Voraussetzungen für eine Anerkennung des diagnostischen und/oder therapeutischen Nutzens der Methoden liegen nicht vor; diese Verfahren dürfen deshalb in der kassen- und vertragsärztlichen Versorgung nicht angewendet werden.
Enthält jedoch z. B. ein Laser-Gerät einen wärmewirksamen Infrarotanteil, so kann für die Infrarotbehandlung die Nr. 535 berechnet werden.

3. Persönliche Leistungserbringung

Voraussetzung für die Abrechnung physikalisch-medizinischer Leistungen als ärztliche Sachleistungen ist die persönliche Leistungserbringung. Diese schließt die Delegation an nichtärztliche Mitarbeiter ein. Sie wird in der seit dem 01. 10.

1990 geltenden Neufassung des Bundesmantelvertrags – Ärzte in § 13 Abs. 1 definiert:
„Jeder an der kassenärztlichen Versorgung teilnehmende Arzt ist verpflichtet, die kassenärztliche Tätigkeit persönlich auszuüben. Persönliche Leistungen sind auch ärztliche Leistungen durch genehmigte Assistenten sowie Hilfeleistungen nichtärztlicher Mitarbeiter, wenn der an der kassenärztlichen Versorgung teilnehmende Arzt diese anordnet, fachlich überwacht und der nichtärztliche Mitarbeiter zur Erbringung der jeweiligen Hilfeleistung qualifiziert ist."

Für die Abrechnung krankengymnastischer Leistungen im Krankenhaus durch Belegärzte gilt das Urteil des Bundessozialgerichtes vom 09. Mai 1990 – 6 RKa 1/89: Massagen und krankengymnastische Leistungen sind danach als ärztliche Behandlung nach Abschnitt E des BMÄ 78 auch dann abrechnungsfähig, wenn der Therapeut (Masseur, Krankengymnast) unter Anleitung oder Beaufsichtigung des anordnenden Arztes tätig wird. Dafür genüge es noch, wenn der Arzt sich sogleich bei jeder einzelnen Heilmaßnahme von der Wirkung der Therapie überzeugt, was auch durch Rücksprache mit dem Masseur erfolgen könne.

In dem vom Bundessozialgericht entschiedenen Fall haben die Belegärzte täglich bei der Visite Verlaufskontrollen der Behandlungsmaßnahmen vorgenommen. Nach Feststellung des Gerichtes haben die Belegärzte unter diesen Umständen die Massagen und krankengymnastischen Leistungen persönlich erbracht und den dafür abgerechneten Betrag zu Recht beansprucht.

4. Verordnungsrichtlinien

Bei der Erbringung physikalisch-medizinischer Leistungen als *ärztliche Sachleistung* hat der Arzt die Grundsätze von Notwendigkeit und Wirtschaftlichkeit zu beachten. In den Leistungslegenden des Kapitels E gibt es weder Mindestzeiten noch zeitliche Obergrenzen. Der Arzt entscheidet im Einzelfall über Art, Zeitdauer und Intervall der Behandlung.

Verordnet der Kassenarzt dagegen physikalisch-medizinische Leistungen als *Heilmittel* bzw. *Hilfsmittel*, so muß er diese Verordnung nach pflichtgemäßem Ermessen innerhalb des durch das Gesetz bestimmten Rahmens vornehmen (s. Handbuch Heilmittel und Hilfmittel von Effer, Engels, Wenig; 9. Ergänzungslieferung, Stand März 1991). Zusätzlich sind die oben angeführten Richtlinien zu beachten. So soll z. B. bei Maßnahmen der physikalischen Therapie die jeweilige Verordnung nicht mehr als 6 Einzelbehandlungen umfassen. Die Kassenärzte haben darauf hinzuwirken, daß auch für sie tätig werdende Vertreter und Assistenten diese Richtlinien kennen und beachten.

5. Vergütungen

Im EBM sind zahlreiche medizinische Leistungen nicht aufgeführt. Sie sind daher als Kassenleistung nicht abrechnungsfähig.

Nach § 11, Abs. 15 des neuen Arzt-Ersatzkassenvertrages vom 01. 10. 1990 kann eine Privatvergütung bei Ersatzkassenversicherten berechnet werden, wenn der Versicherte ausdrücklich *verlangt*, anstelle der Behandlung zu Lasten der Krankenkasse *auf eigene Kosten behandelt* zu werden und hierfür eine schriftliche Vereinbarung zwischen Arzt und Versicherten getroffen wurde.

Die gilt auch für Leistungen, die nicht zur vertragsärztlichen Versorgung gehören (z. B. Akupunktur, Ozonbehandlung). Auch in diesen Fällen ist eine schriftliche Zustimmung des Patienten einzuholen, der auf die Pflicht zur Kostenübernahme hinzuweisen ist.

Im Bundesmantelvertrag gibt es ähnliche Bestimmungen [§ 17 (1)].

Zahlreiche physikalische Leistungen liegen in der Vergütung unterhalb einer Beratung (1 = 80 Punkte) und sind bei einer beliebigen Inanspruchnahme im Quartal nur einmal neben der Nr. 1, Nr. 4 oder 8 ansetzbar. Nach den allgemeinen Bestimmungen kann statt der niedriger bewerteten Leistung die Nr. 1 angesetzt werden, sofern eine Beratung erfolgt.

Präambel

„In den Leistungen des Abschnittes E sind alle Kosten enthalten mit Ausnahme der Arzneimittel und wirksamen Substanzen, die für Inhalationen, für die Thermotherapie nach den Nrn. 529, 530 und 533, für die Iontophorese nach Nr. 552 sowie für die Photochemotherapie erforderlich sind.

Der Leistungsinhalt der Nrn. 506, 507 und 520 bis 523 ist nicht erfüllt, wenn die Massage mittels Gerät erbracht wird."

E. Physikalisch-medizinische Leistungen

Feststellung der AG 19 zu 1 Ziff. 4 des EKV: Die operationslose Hernienbehandlung mittels orthopädisch-gymnastischer Methoden oder durch Injektionsbehandlung mit gewebeerhärtenden Mitteln ist keine Vertragsleistung im Sinne von § 1 Ziffer 4.
(Feststellung Nr. 514).
Der Ausschuß für die Untersuchungs- und Heilmethoden bei der KBV hat die respiratorische Feedback-Behandlung als Entspannungstherapie nicht als vertragsärztliche Versorgung anerkannt, ebenso die AG 19, Feststellung Nr. 517.

Besondere Bemerkungen zur Präambel: Die Präambel schließt als Generalklausel die gesonderte Kostenerstattung bei physikalisch-medizinischen Leistungen aus. Soweit Ausnahmen gelten sollen, sind diese katalogmäßig aufgeführt. So sind die für die Inhalation verwandten Arzneimittel (Aerosole), für die Photochemotherapie lokal anwendbaren oder oralen Arzneimittel sowie für die Kalt- oder Heißpackungen und für die Iontophorese benutzten Materialien nach Nrn. 529, 530, 533 und 552 gesondert berechenbar.
Dies gilt dagegen nicht für sterilisierte und im Rührwerk wiederaufbereitete Packungen nach Nr. 534.
Die Arzneimittel und wirksamen Substanzen können über Sprechstundenbedarf bezogen oder, sofern entsprechende Regelungen nicht vorliegen, zu Lasten der gesetzlichen Krankenversicherung für den einzelnen Patienten verordnet werden.
Nicht berechenbar sind die Gerätemassagen.

E. Physikalisch-medizinische Leistungen

I. Inhalationen

500 *Einzelinhalationstherapie je Sitzung* **30**

Neben der Leistung nach Nr. 500 sind die Leistungen nach den Nr. 501 und 502 nicht berechnungsfähig. Das benötigte Medikament kann gesondert berechnet werden – entweder über Sprechstundenbedarf oder als Einzelverordnung. Einzelinhalation bedeutet individuelle Inhalationstherapie. Rauminhalationen bzw. Raumvernebelungen in einem sog. „Inhalatorium" sind nicht berechnungsfähig.

501 *Einzelinhalationstherapie mittels intermittierender Überdruckbeatmung (z. B. Bird-Respirator) je Sitzung* **80**

Allgemeine Bestimmung: Neben der Leistung nach Nr. 501 sind die Leistungen nach den Nrn. 500 und 502 nicht berechnungsfähig.

Nicht berechnungsfähig neben Nr 1040.

502 *Einzelinhalationstherapie mittels alveolengängiger Teilchen (z. B. Ultraschallvernebelung) je Sitzung* **45**

Nicht berechnungsfähig neben Nr. 501.
Die Apparatur zur Durchführung der Inhalationstherapie muß alveolengängige Teilchen erzeugen können (6 µm). Die Sauerstoffmehrschritt-Therapie nach von Ardenne ist nicht als kassenärztliche Leistung anerkannt (s. Allgemeine Bemerkungen, Abschn. 2, 2. Ausschlüsse).

II. Krankengymnastik, Übungsbehandlungen, Extensionen

Krankengymnastische Leistungen können vom Arzt oder von bei ihm angestellten staatlich anerkannten Krankengymnasten/innen oder von Masseuren und von anderen nichtärztlichen Mitarbeitern erbracht werden, die zur Erbringung der jeweiligen Hilfeleistung qualifiziert sind (Bundesmantelvertrag – Ärzte vom 01. 10. 90, § 13 Abs. 1; s. Allgemeine Bemerkungen vor der Nr. 500 unter Abschn. 3 – Persönliche Leistungserbringung).

505 *Atemgymnastik (Einzelbehandlung)*   **85**
einschließlich unterstützender Maßnahmen, je Sitzung

Die komplexe Atemübungsbehandlung des Thorax mittels der verschiedenen Techniken der Atemgymnastik, bestimmter Körperstellungen bzw. -lagerungen, Ventilationsübungen und auch die Maßnahmen der Atemführung mit den entsprechenden Reizgriffen sind unter dieser Nummer abrechenbar. Zusätzliche Massagen als selbständige Leistung nach den Nrn. 523–527 sind gesondert berechenbar.

506 *Krankengymnastische Ganzbehandlung*   **120**
(Einzelbehandlung) einschließlich der erforderlichen Massage(n), je Sitzung

Allgemeine Bestimmung: Der Leistungsinhalt der Nrn. 506, 507 und 520 bis 523 ist nicht erfüllt, wenn die Massage mittels Gerät erbracht wird (2. Absatz Präambel).

Die krankengymnastische Ganzbehandlung umfaßt die aktive Bewegungs- und Übungsbehandlung des ganzen Körpers.
Nach den Nrn. 505–507 wird auch die *Chirogymnastik* abgerechnet, die *Schwangerengymnastik bei einer Risikoschwangerschaft* nach Nr. 506.
Wird eine Krankengymnastik gleichzeitig bei 2 Patienten durchgeführt, so kann sie als Einzelbehandlung für jeden der beiden Patienten abgerechnet werden (vgl. die Definition der Gruppe unter Nr. 509).
Für die Krankengymnastik im Bewegungsbad gelten die gleichen Abrechnungsbedingungen.
Die Anleitung eines Patienten zur Durchführung bestimmter Übungen zu Hause ist nicht gesondert berechenbar und auch nicht als Heilmittel verordnungsfähig.

507 *Krankengymnastische Teilbehandlung*   **80**
(Einzelbehandlung) einschließlich der erforderlichen Massage(n), je Sitzung

Gerätemassagen sind nach der Präambel nicht berechenbar.
Selbst wenn mehrere Körperteile behandelt werden, ist die Nr. 507 nur einmal ansetzbar.
Massagen mit anderer Zielsetzung, insbesondere Spezialmassagen gemäß Nr. 523, sind neben Nr. 506 bzw. 507 gesondert abrechnungsfähig.

508 *Krankengymnastische Ganzbehandlung (Einzelbehandlung) im Bewegungsbad, je Sitzung*   **110**

Nicht berechnungsfähig neben den Nrn. 506, 816, 965.
Eine Badewanne erfüllt nicht die Voraussetzungen für ein Bewegungsbad. Für eine freie Beweglichkeit des Patienten ist ein entsprechend größeres Wasserbecken erforderlich. Die Kosten für das Bewegungsbad sind mit der Gebühr nach Nr. 508 abgegolten.

509 *Krankengymnastik (orthopädisches Turnen) als Gruppenbehandlung (3 bis 8 Teilnehmer), ggf. im Bewegungsbad, je Teilnehmer und Sitzung*   **40**

Nicht berechnungsfähig neben Nrn. 816 und 965.
Die Leistung nach Nr. 509 ist berechnungsfähig bei Gruppen zwischen 3 und 8 Teilnehmern. Erfolgt die Krankengymnastik gleichzeitig mit 2 Teilnehmern, so kann sie jeweils als Einzelbehandlung abgerechnet werden.

Die *Schwangerengymnastik* in Gruppen zur Geburtsvorbereitung bei entsprechenden Beschwerden ist unter Nr. 509 abzurechnen. Bei Risikoschwangerschaft – s. auch unter Nr. 506 – kann in *Nordwürttemberg* und *Nordbaden* bei den Primärkassen zusätzlich die Nr. 25 N – jedoch ohne Wegegebühren – berechnet werden, wenn eine Einzelbehandlung zu Hause durchgeführt werden muß (so auch Wezel/Liebold).

510 *Gezielte und kontrollierte Bewegungsübungen bei gestörter Gelenk- und/oder Muskelfunktion, ggf. mit Anwendung von Geräten, je Sitzung* **50**

Nicht berechnungsfähig neben Nrn. 816, 965.

Je Sitzung bedeutet, daß Nr. 510 im Rahmen einer Arzt-Patient-Begegnung nicht mehr als einmal in Ansatz gebracht werden kann, auch wenn mehrere Körperabschnitte behandelt werden. Eine Gehschule nach endoprothetischer Versorgung ist nach Nr. 510 abrechnungsfähig, die praktische Schulung im Gebrauch von Kunstgliedern, Fremdkraftprothesen oder großen orthopädischen Hilfsmitteln jedoch nach Nr. 3245.

514 *Extensionsbehandlung mit Gerät(en), ggf. mit gleichzeitiger Wärmebehandlung und ggf. mit Massage mittels Gerät, je Sitzung* **50**

Die Bewertung dieser Leistung ist gegenüber früher erheblich reduziert worden. Die Unterteilung der einzelnen Extensionsbehandlungen ist weggefallen. Unter dieser Nr. sind jetzt alle Traktionsbehandlungen zusammengefaßt, sowohl an der Wirbelsäule als auch an Extremitäten.

Nr. 514 umfaßt die Extensionsbehandlung mittels Glisson-Schlinge, Extensionstisch, Schrägbrett, Perlgerät, Schwingextensor sowie Kombinationsbehandlungen, bei denen gleichzeitig neben einer Extension eine apparative Massage oder Wärmebehandlung erfolgt oder beides zugleich. Solche Kombinationsbehandlungen führen zu einer erheblichen Kostenunterdeckung.

Wird eine Wärmetherapie nicht gleichzeitig, sondern vorbereitend durchgeführt, so ist sie gesondert nach den Nrn. 534 bis 536 abrechenbar.

Massagen nach Nrn. 520–523 sind neben Nr. 514 berechnungsfähig (der Ausschluß gilt nur für Massagen mittels Gerät).

III. Massagen, Druck- und Saugverfahren

Das Auftragen, Einreiben und Einmassieren von Externa sowie „Massagen" zur Aknebehandlung sind keine berechnungsfähigen Leistungen.

Besondere Bemerkungen

Die Leistungsnummer für die „Aknemassage" ist entfallen. Das Einmassieren von Externa in die Haut, kosmetische Behandlungen und Pflege der gesunden Haut sind keine Kassenleistungen.

„Gesichtsmasken" oder „Gesichtpackungen" sind ebenfalls als Kassenleistung nicht anerkannt.

520 *Massage eines Körperteils, je Sitzung* **50**

Allgemeine Bestimmungen: Der Leistungsinhalt der Nrn. 506, 507 und 520–523 ist nicht erfüllt, wenn die Massage mittels Gerät erbracht wird (2. Abs. Präambel).

...„eines Körperteils". Eine verbindliche Definition des Begriffs „Körperteil" gibt es in den Gebührenordnungen nicht. Überzeugend und praktikabel erscheint die Auslegung des Kölner Kommentars, nach der als „Körperteil" die durch die großen Gelenke voneinander abgrenzbaren Extremitätenteile (Hand, Unterarm, Oberarm, Fuß, Unterschenkel, Oberschenkel), der Hals und Teile des Rumpfes angesehen werden.

„Je Sitzung": Nr. 520 ist je Sitzung nur einmal berechnungsfähig.

Für die Massage von mehr als einem Körperteil s. unter Nr. 521.

521 *Massage des Rumpfes und/oder mehrerer Körperteile, je Sitzung* **70**

Allgemeine Bestimmungen: Der Leistungsinhalt der Nrn. 506, 507 und 520 bis 523 ist nicht erfüllt, wenn die Massage mittels Gerät erbracht wird (2. Abs. Präambel).

Zur Definition „Körperteil" s. Nr. 520.

Diese sog. „Großmassage" ist je Sitzung nur einmal berechnungsfähig. Jede Massage, die über eine Teilmassage nach Nr. 520 hinausgeht, fällt unter Nr. 521. Die sog. Sportmassage (ungezielte Ganzmassage) ist keine Kassenleistung.

Unter dem Begriff „Massage" in den Leistungslegenden 520 und 521 ist die sog. klassische Massage gemeint, während Reflexzonenbindegewebemassage, Periostmassage, Kolonmassage und manuelle Lymphdrainage unter Nr. 523 abzurechnen sind.

523 *Bindegewebemassage, Periostmassage, Kolonmassage, manuelle Lymphdrainage, je Sitzung* **80**

Allgemeine Bestimmungen: Neben der Leistung nach Nr. 523 sind die Leistungen nach den Nrn. 520 und 521 nicht berechnungsfähig.

Der Leistungsinhalt der Nrn. 506, 507 und 520–523 ist nicht erfüllt, wenn die Massage mittels Gerät erbracht wird (2. Abs. Präambel).

Unter dieser Nr. ist auch die Reflexzonenbindegewebemassage (BGM) abrechenbar sowie die Nervenpunktmassage nach Cornelius und die Segmentmassage nach Gläser-Dalicho.

Die Fußreflexzonenmassage sowie die Akupunktmassage sind nach Mitteilung der KBV als Heilmittel im Rahmen der kassenärztlichen Versorgung nicht verordnungsfähig und können nicht abgerechnet werden (Effer, Engels, Wenig Handbuch, Heilmittel und Hilfsmittel). Die Kolonmassage stellt eine Synthese zwischen massagebedingter mechanischer Unterstützung des Kolons und reflektorisch bedingter Tonisierung des gesamten Darmorgans dar. Unter der Periostmassage ist die sog. Periostbehandlung nach Vogler zu verstehen.

525 *Intermittierende apparative Kompressionstherapie an einer Extremität, je Sitzung* **35**

Nicht berechnungsfähig neben Nr. 526.

Bezüglich der Indikation s. Feststellung Nr. 509 der AG 19 unter Nr. 526.

526 *Intermittierende apparative Kompressionstherapie an mehreren Extremitäten, je Sitzung* **55**

Nach Stellungnahme des Ausschusses für Untersuchungs- und Heilmethoden der KBV und nach Feststellung Nr. 509 der Arbeitsgemeinschaft gemäß § 19 Arzt-Ersatzkassenvertrag:

Die Leistungen nach den Nrn. 525 und 526 sind nur berechnungsfähig bei folgenden Indikationen:
- „Sekundärprävention thrombo-embolischer Erkrankungen, insbesondere im immobilen postoperativen Stadium,
- subfaszialer chronischer venöser Insuffizienz bzw. postthrombotischem Syndrom,
- anderen hartnäckigen nicht entzündlichen und nicht medikamentös bedingten Schwellungszuständen der Extremitäten, wie lymphostatischem Ödem, Lipödem u. a.,
- Sklerodermia progressiva.

Für die intermittierende apparative Kompressionstherapie gelten die nachfolgenden Kontraindikationen:
- kardiale Dekompensation,
- akute oder subakute Thrombophlebitis bzw. Thrombose bzw. Phlebothrombose,
- bösartige Tumoren und Metastasen im Bereich der Extremitäten,
- entzündliche oder allergische Prozesse im Anwendungsbereich mit Ausnahme des Ulcus cruris venosum,
- Entzündungen bei Lymphödem bakterieller Genese."

527 *Unterwasserdruckstrahlmassage (Wanneninhalt mindestens 400 l, Leistung der Apparatur mindestens 400 k Pa [4 bar]), je Sitzung* **150**

Die Unterwasserdruckstrahlmassage ist ein kombiniertes Verfahren. Hier wird vom entspannenden Effekt der Wassertemperatur und von der Auftriebskraft des Wassers die Rückstromförderung und Mehrdurchblutung sowie eine Detonisierung verspannter Muskulatur durch variabel einstellbaren Druckstrahl erwartet. Es handelt sich also nicht um Handmassage unter Wasser, die nach Nr. 520 oder 521 abzurechnen ist.

528 *Setzen von Schröpfköpfen oder Blutegeln oder Anwendung von Saugapparaten, je Sitzung* **40**

Allgemeine Bestimmung E-GO: In der Leistung nach Nr. 528 sind die Kosten für Blutegel nicht enthalten.

....„je Sitzung"... bedeutet, daß die Nr. 528 nur einmal je Sitzung angesetzt werden kann, auch wenn beispielsweise Blutegel oder Schröpfköpfe an beiden Extremitäten angesetzt werden. Wenn nach Setzen der Blutegel o. ä. der Arzt beim Hausbesuch mehr als 30 min verweilen muß, kann Nr. 40 in Ansatz gebracht werden. Blutegel sind auf den Namen des Patienten verordnungsfähig.
....„Anwendung von Saugapparaten": werden diagnostische oder therapeutische Kombinationsapparate mittels Saugvorrichtungen an der Körperoberfläche befestigt, so ist Nr. 528 nicht berechnungsfähig. Es kann z. B. bei der Reizstrombehandlung mit gleichzeitiger Saugdruckmassage durch ein Kombigerät die Nr. 528 nicht zusätzlich zur Nr. 551 berechnet werden (Urteil SG Düsseldorf, 13. 02. 1970, S2 Ka 100/68).

IV. Hydrotherapie, Thermotherapie

529 *Kältebehandlung eines Körperteils durch örtliche Anwendung von Eis, tiefgekühlten Gelpackungen oder Gasen, je Sitzung*   35

Nach Präambel E sind die Materialkosten für die Kältetherapie in der Gebühr nicht enthalten. Die Materialkosten können getrennt über Sprechstundenbedarf bzw. auf Namen des Patienten bezogen werden. Die Kosten für Anlieferung und Inhalt für Gasflaschen können berechnet werden, falls das Material nicht über Sprechstundenbedarf oder einzeln auf den Namen des Patienten bezogen wurde. Lt. Mitteilung der KBV vom 07. 08. 84 ist die Kryotherapie unter Verwendung gekühlten flüssigen Stickstoffes oder anderen Gasgemische den bisherigen konventionellen Verfahren nicht überlegen und macht diese auch nicht überflüssig. Die Kopfhauthypothermie bei Zytostatikatherapie fällt unter Nr. 529.

530 *Kältebehandlung des Rumpfes und/oder mehrerer Körperteile durch Anwendung von Eis, tiefgekühlten Gelpackungen oder Gasen, je Sitzung*   60

Besondere Bemerkungen: Bezüglich der Kosten s. unter Nr. 529.
„Körperteil" s. unter 520.

531 *Ansteigendes Teilbad*   50

Unter „ansteigendes Teilbad" ist das temperaturansteigende Teilbad zur direkten und reflektorischen Blutgefäßerweiterung gemeint. Eine ärztliche Überwachung ist hier notwendig.

532 *Ansteigendes Vollbad (Überwärmungsbad)*   100

Auch hier muß die ärztliche Überwachung sichergestellt sein. Raumkosten, Wasser- und Heizungskosten etc. sind mit den Praxiskosten abgegolten. Badezusätze können nur berechnet werden, wenn es sich um Arzneimittel handelt. Diese können dann entweder individuell verordnet oder über den Sprechstundenbedarf beschafft werden. Die Konzentration der Badezusätze muß die therapeutische Wirkung sicherstellen.

Die zahlreichen medizinischen Bäder, z. B. CO_2-Bäder, Kohlensäurebäder, sind nicht nach Nr. 532 abrechnungsfähig. Die Ärzte können aber Verträge direkt mit den Krankenkassen abschließen.

Die *Solephototherapie* und auch *Weizenschlammbäder* können lt. Mitteilung der KBV zu Lasten der Krankenkassen nicht verordnet werden.

533 *Wickel oder Packungen – auch Fertigpackungen – je Sitzung*   30

Nach der allgemeinen Bestimmung der Präambel sind die Kosten dieser Therapieformen in der Gebühr nicht enthalten.
Bezüglich der Rechnungsstellung s. unter Nr. 529.

534 *Frisch bereitete oder sterilisierte und im Rührwerk wiederaufbereitete Packungen aus Moor, Schlick oder Fango, auch mit Paraffinzusatz*   90

Allgemeine Bestimmung: Fertigpackungen, auch solche, die durch erneutes Durchkneten und Erhitzen mehrfach angewendet werden können, sind nicht nach Nr. 534, sondern nur nach Nr. 533 berechnungsfähig.

Es handelt sich um frisch bereitete oder sterilisierte und im Rührwerk wieder aufbereitete Packungen. Nach der allgemeinen Bestimmung in der Präambel sind diese Packungen nicht getrennt berechenbar, sondern in der Gebühr enthalten.
In der Legende fehlt der Zusatz „je Sitzung". Werden in gleicher Sitzung verschiedene Körperteile mit Packungen behandelt, so ist Nr. 534 mehrfach abrechenbar.

535 *Heißluftbehandlung oder Infrarotbestrahlung eines Körperteils, je Sitzung*   25

Wird in einer Sitzung ein Körperteil mittels Heißluft und ein anderer Körperteil mittels Infrarot behandelt, so kann Nr. 535 2mal angesetzt werden – unter Angabe der verschiedenen Körperteile.

Die Behandlung mit niederenergetischem Laser (Soft- und Mid-Power-Laser) ist nicht als kassenärztliche Leistung anerkannt (s.Richtlinien des Bundesausschusses der Ärzte und Krankenkassen vom 05. 12. 1990).

Enthält jedoch ein Lasergerät einen wärmewirksamen Infrarotteil, so kann Nr. 535 in Ansatz gebracht werden.

536 *Heißluftbehandlung oder Infrarotbestrahlung mehrerer Körperteile, je Sitzung* **50**

Wenn aus medizinischen Gründen neben der Heißluftbehandlung mehrerer Körperteile ein oder mehrere andere Körperteile mittels Infrarot behandelt werden, so kann die Nr. 536 zweimal abgerechnet werden bzw. die Nr. 536 einmal und die Nr. 535 ebenfalls einmal.

539 *Ultraschallbehandlung, je Sitzung* **45**

Im Rundschreiben V/67–VII 39/84 vom 05. Okt. 1984 hat die KBV mitgeteilt, „daß die Verordnung von Ultraschallbehandlungen im Rahmen der kassenärztlichen Verordnung nicht möglich ist. Wegen der damit verbundenen Risiken und Gefahren stelle sich die Ultraschalltherapie als ärztliche Behandlung dar" (Handbuch Effer, Engels u. a.).

Deshalb darf sie nicht als Heilmittel zur Erbringung durch selbständige Krankengymnasten oder Masseure verordnet werden.

...„je Sitzung"...: auch bei Ultraschallbehandlung verschiedener Körperteile ist eine Mehrfachberechnung der Nr. 539 nicht möglich.

E. Physikalisch-medizinische Leistungen

V. Elektrotherapie

Allgemeine Bemerkungen

Die Magnetfeldtherapie ist unter den Nrn. 548 bis 555 nicht aufgeführt. Sie kann als ärztliche Leistung nicht abgerechnet werden. Sie kann jedoch vom Arzt als Heilmittel verordnet werden (Feststellung Nr. 519 der AG 19 – EK). Von den Krankenkassen werden dann die Geräte den Patienten zur Selbstbehandlung zur Verfügung gestellt.

Die physikalischen und physiologischen Wirkungen auf den menschlichen Organismus sind bis heute bei der Magnetfeldtherapie im einzelnen noch nicht hinreichend geklärt. Bei den nachstehenden Diagnosen sind die Krankenkassen bereit, den Patienten ein Gerät zur Verfügung zu stellen:
– verzögerte Knochenbruchheilung,
– Pseudarthrosen,
– Endoprothesenlockerung und
– idiopathische Hüftnekrose.

Nach Auffassung des Ausschusses für Untersuchungs- und Heilmethoden der Kassenärztlichen Bundesvereinigung sind für die Magnetfeldtherapie bzw. für die Behandlung mit elektrodynamischen Potentialen bei verzögerter Knochenbruchheilung, Pseudarthrosen, Endoprothesenlockerung und idiopathischer Hüftkopfnekrose die Voraussetzungen nach § 368 e RVO als erfüllt anzusehen.

Besondere Bemerkungen

548 *Hochfrequenzdiathermie (Mikro-, Kurz-,* 30
Dezimeterwellen), je Sitzung

Im Rahmen der Elektrotherapie steht eine Vielzahl differenzierter Methoden zur Verfügung. Ihre sachgemäße Anwendung setzt eingehende Kenntnisse der Elektrophysiologie voraus.
Bei der unter Nr. 548 aufgeführten Hochfrequenzdiathermie tritt die elektrische Reizwirkung zurück. Die therapeutische Hauptwirkung ist die Wärmeerzeugung und die thermische Tiefenwirkung mit den Folgen der Hyperämie und der Steigerung der Stoffwechselaktivität. Je nach Stromart und Geräteaufbau (unterschiedliche thermische Tiefenwirkung) muß nach den Indikationen differenziert die entsprechende Stromart gewählt werden. Da in der Praxis kombinierte Behandlungsmöglichkeiten, z. B. medikamentös, physiotherapeutisch und elektrotherapeutisch angewandt werden, bedarf es der genauen Kenntnis der einzelnen Methoden, aber auch ihrer synergetischen Effekte und Wechselwirkungen. Es wird hier auf die „Indikations- und Verordnungshinweise für die Physikalische Therapie" hingewiesen (Zentralinstitut für die kassenärztliche Versorgung der Bundesrepublik Deutschland Deutscher Ärzte-Verlag).

Bei der Behandlung von 2 oder mehr Körperregionen kommt Nr. 549 zur Abrechnung.

549 *Hochfrequenzdiathermie (Mikro-, Kurz-,* 50
Dezimeterwellen) bei der Behandlung verschiedener Körperregionen in einer Sitzung, je Sitzung

„Körperregion" wird in der Legende nicht präzisiert, zu „Körperteil" bzw. „Körperregion" s. Kommentar unter Nr. 520.

551 *Anwendung nieder- und/oder mittel-* 40
frequenter Ströme, auch bei wechselweiser Anwendung verschiedener Impuls- oder Stromformen, ggf. unter Anwendung von Saugelektroden, ggf. einschl. Anwendung von Saugapparaten, je Sitzung

...„*je Sitzung*"...: auch bei mehrmaligem Ansatz je Sitzung kann Nr. 551 nur einmal berechnet werden, auch wenn verschiedene Körperteile nacheinander mit jeweils anderer Einstellung des Gerätes behandelt werden.

Je nach Indikation und angestrebtem therapeutischen Ziel sind die einzelnen Stromformen zu wählen. Die Kombination der Nr. 551 mit anderen physiotherapeutischen Leistungen ist abrechnungstechnisch wieder möglich. Wer z. B. ein Kombinationsgerät besitzt, das sowohl einen niederfrequenten bzw. mittelfrequenten Strom erzeugen kann, als auch einen Ultraschallanteil enthält, kann bei entsprechender Indikation die Nr. 551 neben der Nr. 539 berechnen.

Bei Anwendung von unterschiedlichen Stromarten, z. B. nach Nr. 548 oder Nr. 549 und Nr. 551 an verschiedenen Körperteilen oder Körperregionen, sind diese Nrn. nebeneinander berechenbar.

Nach Nr. 551 ist auch die Behandlung mit Elektrolunge sowie die intrakutane, direkte Nervenstimulation zu berechnen (so auch Wezel/Liebold).

Neben Nr. 551 ist Nr. 528 nicht berechenbar (Anwendung von Saugapparaten).

552   *Iontophorese, je Sitzung*   **45**

Je Sitzung nur einmal anwendbar, auch wenn mehrere Körperabschnitte behandelt werden.

Bei der Iontophorese handelt es sich um die Einbringung von Medikamenten in den Körper und damit um eine ärztliche Leistung. Sie ist deswegen nicht in den Teil B der Richtlinien aufgenommen worden und somit nicht als Heilmittel verordnungsfähig. Die Kosten der verwandten Medikamente sind im Rahmen des Sprechstundenbedarfs bzw. durch Verordnung auf den Namen des Patienten gesondert erstattungsfähig.

553   *Hydrogalvanisches Teilbad, je Sitzung*   **45**

Nicht berechnungsfähig neben Nr. 554.

Das Zweizellenbad bzw. Vierzellenbad fällt unter diese Nr. Die Elektrobehandlung unter Verwendung konstanter galvanischer Ströme hat eine analgetische und gefäßerweiternde Wirkung.

554   *Hydroelektrisches Vollbad (kataphoretisches Bad, Stanger-Bad)*   **80**

Nicht berechnungsfähig neben Nr. 553.

Hydroelektrische Vollbäder werden auch heute meist noch als sog. Stanger-Bäder verordnet, obwohl damit strenggenommen die spezielle Wanne eines bestimmten Werkes nach ihrem ersten Konstrukteur Stanger bezeichnet wird.

555   *Gezielte Elektrostimulation bei spastischen und/oder schlaffen Lähmungen, je Sitzung*   **120**

Darunter ist die „Elektrogymnastik" unter Verwendung von Reizströmen mit definierten Impulsen zur Behandlung von spastischen oder schlaffen Lähmungen gemeint. Es handelt sich dabei um genau definierte Ströme, deren Reizparameter dem geschädigten Muskel anzupassen ist. Die Therapie richtet sich nach dem jeweiligen Grad der Lähmung, so daß verschiedene Impulsformen gezielt zur Anwendung kommen sollen.

VI. Lichttherapie

Allgemeine Bemerkung

Der Arbeitsausschuß „Heilmittel-Richtlinien" hat sich mehrfach mit der Frage befaßt, ob die Phototherapie als Heilmittel verordnet werden kann. Die Psoriasis stellt die Hauptindikation für die Anwendung der Phototherapie dar. Weitere Indikationen sind Neurodermitis, Akne, Osteomalazie, Morbus Sudeck, Lichturtikaria, Alopezia areata sowie Pruritus bei Dialysepatienten.

Auf dem chirurgischen Sektor kommt die Lichttherapie bei Indikationen vor wie Osteomalazie, Morbus Sudeck – UV-Bestrahlungen bei infizierten Wunden bzw. Ulzera. Da aufgrund der nur schwer abgrenzbaren Indikationen für den medizinisch begründeten Einsatz die Gefahr der Nebenwirkungen nicht auszuschließen ist bzw. eine ärztliche Überwachung notwendig bleibt, hat der Arbeitsausschuß entschieden, daß die Phototherapie nicht im Rahmen der Heilmittelverordnung zur Durchführung an Masseure und medizinische Bademeister und Krankengymnasten übertragen werden kann. Es handelt sich hier also um eine rein ärztliche Leistung.

UV-Belichtung von Epikutantests je Sitzung s. Nr. 347.

Besondere Bemerkungen

560   *Ungefilterte UV-Bestrahlung mittels Quecksilberhochdrucklampe(n), je Sitzung*   25

Vertragliche Bestimmungen BMÄ und E-GO: Werden mehrere Kranke gleichzeitig mit Ultraviolettlicht behandelt, darf die Leistung nach Nr. 560 nur einmal berechnet werden.

Nicht berechnungsfähig neben Nr. 562 bis 565. Die UV-Bestrahlung durch Quecksilberniederdrucklampen ist nicht nach Nr. 560 berechnungsfähig.

562   *Selektive Phototherapie eines oder mehrerer mit einer Einstellung zu bestrahlender umschriebener Hautbezirke mittels indikationsbezogen optimierten UV-Spektrums, je Sitzung*   50

Siehe Allgemeine Bestimmung unter Nr. 564.

Es handelt sich bei dieser Leistung um eine selektive UV-Phototherapie (SUP = selektive UV-Phototherapie) ohne Anwendung von Photosensibilisatoren.

Werden mehrere umschriebene Hautbezirke bestrahlt, so kommt die Nr. 563 bzw. bei Ganzkörperbestrahlung die Nr. 564 zur Anwendung.

563   *Selektive Phototherapie mehrerer nur durch mehrfache Einstellung zu bestrahlender umschriebener Hautbezirke mittels indikationsbezogen optimierten UV-Spektrums, je Sitzung*   90

Siehe Allgemeine Bestimmung unter Nr. 564.

564   *Selektive Phototherapie des ganzen Körpers mittels indikationsbezogen optimierten UV-Spektrums, je Sitzung*   110

Allgemeine Bestimmung: Die Leistungen nach den Nrn. 562 bis 564 sind nicht nebeneinander berechnungsfähig.

565   *Zuschlag zu den Leistungen nach den Nrn. 562 bis 564 bei Durchführung der Phototherapie als Photochemotherapie (z. B. PUVA)*   40

Unter Photochemotherapie (z. B. PUVA) versteht man eine UV-Bestrahlung in der Dermatologie in Verbindung mit Photosensibilitoren (z. B. Psoralen) bei Psoriasis vulgaris etc. Für diese Photochemotherapie gibt es keine eigene Leistungslegende mehr. Der Zuschlag nach Nr. 565 kann neben den Nrn. 562 bis 564 einmal berechnet werden.

Transkutane Medikamente in Kombination z. B. mit Laser können hier nicht berechnet werden.

Die Kosten der Medikamente sind laut Präambel E in den Gebühren nicht enthalten und können daher auf den Namen des jeweiligen Patienten verordnet werden.

Unter Nr. 565 fällt auch die Furocumarin-Blacklight-Behandlung.

566 *Photherapie eines Neugeborenen,* **250**
je Tag

Es handelt sich um eine *Chromotherapie* mit Blaulicht beim Icterus neonatorum. Es kommt durch photochemische Oxydation zur Verminderung der Hyperbilirubinämie.

N. Chirurgie, Orthopädie

N. Chirurgie, Orthopädie

Unterbrechungen der Unversehrtheit der Körperoberfläche bzw. Ausdehnungen von krankhaften Prozessen werden in diesem Kapitel nach folgenden Kriterien den Begriffen „klein" bzw. „groß" zugeordnet:

Länge: kleiner oder größer als 3 cm,
Fläche: kleiner oder größer als 4 cm^2
Raum: kleiner oder größer als 1 cm.^{3}

Allgemeine Bemerkungen

Mit diesen Größenangaben fallen bisher unterschiedliche Definitionen für die Begriffe „groß" und „klein" fort. Auch Besonderheiten, wie Verletzungen beim Kleinkind, die starke Verschmutzung einer Wunde oder der besondere Sitz einer Geschwulst (z. B. eines Lymphknotens im hinteren Halsdreieck), die bisher berücksichtigt werden konnten, sind für die Zuordnung jetzt ohne Bedeutung.

Als „Brücken" für die Größenangaben können in etwa dienen:

Länge 3 cm: Breite der nebeneinandergelegten Fingerkuppen 2 und 3
Fläche 4 cm^2: Größe eines 2-Markstückes
Raum 1 cm^3: Größe einer Haselnuß bzw. einer Kugel mit 14 mm Durchmesser (dies liegt knapp unter dem Durchmesser eines Pfennigstückes). Der Rauminhalt kann erst nach Entnahme des Präparates ausgemessen werden (so auch Kölner Kommentar).

I. Wundversorgung

Präambel: Als Wundverschluß gelten nur Naht, Klammerung oder eine diese Maßnahmen ersetzendes Wundklebeverfahren. Die Leistung nach Nr. 200 ist nicht berechnungsfähig für Verbände, die zur Abdeckung von Wunden dienen, die durch einen ärztlichen Eingriff bei derselben Konsultation entstanden sind, und nicht neben den Leistungen nach den Nrn. 2000 bis 2005, 2020 und 2021.

Allgemeine Bemerkungen

1. Definition

Wunden im Sinne der Nrn. 2000 bis 2005 sowie 2020 und 2021 sind Unterbrechungen der Haut und/oder Schleimhaut unabhängig von deren Genese.

2. Ursachen können sein

Einwirkungen von außen einschließlich der Folgen ärztlicher Maßnahmen, Schäden durch Hitze, Kälte, Elektrizität und ionisierte Strahlen, Wunden durch Erkrankungen (Nekrosen, Gangrän, Ulcus cruris), durch aufgebrochene Entzündungen sowie durch eine Kombination innerer und äußerer Ursachen wie bei den Dekubitalgeschwüren.

3. Wundversorgungen nach Operationen

Bei Operationen ist der Wundschluß ein Teil der operativen Leistung und kann nicht zusätzlich berechnet werden.

4. Auslagen

Bei den RVO- und Ersatzkassen werden die Auslagen durch den Sprechstundenbedarf gedeckt bzw. im ambulanten Bereich der Krankenhäuser direkt durch die Krankenkassen.

5. Abgrenzung gegen sonstige Verletzungen

Die operative Versorgung aller Verletzungen von Strukturen, die unterhalb des subkutanen Fettgewebes liegen (Faszie, Muskeln, Sehnen usw.) ist durch eigene Nummern definiert. Die Nrn. 2000 bis 2006 beziehen sich demnach nur auf die Haut, die Schleimhaut, die Unterhaut und das Fettgewebe.

6. Merkmale der „kleinen" und der „großen" Wunde

Im Gegensatz zur Abrechnung nach der GOÄ, bei der Sitz, Tiefe, Lokalisation und Verschmutzungsgrad für die Definition zu berücksichtigen sind (siehe Fachkommentar zur GOÄ in den Informationen des Berufsverbandes 1986, Nr. 10, S. 132 A 6), entscheidet jetzt lediglich die Ausdehnung. Damit gilt eine Wunde unter 3 cm Länge auch dann als klein, wenn sie in der Hohlhand eines Kleinkindes bis an die Sehnenscheiden heranreicht und sie ist groß, wenn sie am Oberschenkel lediglich die Oberhaut in mehr als 3 cm Länge durchtrennt hat. Brand- und Schürfwunden sind bei einer Ausdehnung von mehr als 4 cm^2 als groß zu bezeichnen. Befinden sich im Verletzungsbereich zwischen den Verbrennungen bzw. Schürfungen gesunde Hautpartien, so handelt es sich nicht um eine zusammenhängende Verletzung, die Leistungen können deswegen für jedes verletzte Areal getrennt berechnet werden.
Die Größe ist auch für die Beurteilung bei der Behandlung nicht primär heilender Wunden z. B. nach der Exzision eines vereiterten Atheroms oder der Exzision einer Steißbeinfistel von Bedeutung.

7. Die Berechnung mehrerer Nummern nebeneinander

Die Nebeneinanderberechnung mehrerer Nummern für die Versorgung derselben Wunde durch denselben Arzt kommt nur bei der aufgeschobenen Wundversorgung in Betracht. Erstversorgung und operative Versorgung derselben Wunde durch verschiedene Ärzte an unterschiedlichen Arbeitsplätzen (z. B. Praxis/Krankenhaus) sind jeweils berechenbar. Geht die Versorgung durch den 2. Arzt nicht über die Leistung von Nr. 2000 bzw. 2003 hinaus, so ist nur eine Beratung bzw. bei der ersten Beratung im Quartal zusätzlich ein Verband berechenbar. Die Versorgung mehrer voneinander getrennter Wunden in einer Sitzung ist mehrfach berechenbar.

8. Ausschlußbestimmungen

Neben den Leistungen nach 2000–2005, 2020 und 2021 sind jetzt nur Verbände nach 200 nicht berechnungsfähig. Alle anderen Verbände sind berechenbar.
Nach den Legenden zu 2240 (Muskel- und/oder Fasziennaht), 2245 (Präparation und Naht einer Strecksehne), 2246 (Präparation und Naht einer Beugesehne oder einer Achilles- oder Quadrizepssehne) und zu Nr. 2945 (End-zu-End-Naht eines Nerven) können die Nrn. 2000–2005 nicht zusätzlich berechnet werden. Da diese Ausschlußbestimmungen für die Nrn. 2420 bis 2422 und 2826 fehlen, ist bei unfallbedingten Wunden die Wundnaht nach Nr. 2001, 2002, 2004 oder 2005 zusätzlich ansetzbar (so auch Wezel/Liebold 10/551, Stand 1. 7. 88).
Eine Nagelextraktion, die im Rahmen einer Wundversorgung erfolgt, ist nicht berechnungsfähig.

9. Dokumentation

Um die der Berechnung zugrunde liegende Nummernwahl begründen zu können, empfiehlt es sich, die Ausdehnung von Wunden exakt zu beschreiben.

Besondere Bemerkungen

2000 *Erstversorgung einer kleinen Wunde* **100**

Die Erstversorgung ist eine Wundbehandlung ohne operative Versorgung (z. B. behelfsmäßige Blutstillung, Säuberung, Verband).

2001 *Versorgung einer kleinen Wunde einschließlich Wundverschluß* **160**

Nach der Präambel zu *1. Wundversorgung* sind Naht, Klammern und Wund-Klebeverfahren gleichwertig. Dagegen gilt die Verwendung von Klammerpflastern oder dergleichen als Bestandteil der Leistung nach Nr. 2000.

2002 *Versorgung einer kleinen Wunde einschließl. Ausschneidung und Wundverschluß* **260**

Die entspricht der typischen Wundversorgung nach Friedrich mit der Entfernung aller geschädigten und verschmutzten Gewebeteile einschließlich der damit verbundenen Blutstillung aus oberflächlichen Gefäßen.

2003 *Erstversorgung einer großen Wunde* **170**

Die Ausführungen zu Nr. 2000 gelten sinngemäß. Der Unterschied besteht ausschließlich in der Größe der Wunde.
Vergleich: Allgemeine Bemerkungen Ziffer 6

2004 *Versorgung einer großen Wunde einschließlich Wundverschluß* **300**

Die Ausführungen zu Nr. 2001 gelten sinngemäß.

2005 *Versorgung einer großen Wunde einschließl. Ausschneidung und Wundverschluß* **520**

Vertragliche Bestimmung: Bei der Versorgung derselben Wunde ist neben den Leistungen nach den Nrn. 2000–2005 die Leistung nach Nr. 2206 nicht berechnungsfähig.
Müssen im Rahmen der Wundexzision nach Friedrich außer Unterhaut und Fettgewebe auch verunreinigte Faszien- und Muskelanteile mit entfernt werden und werden anschließend diese Strukturen genäht, so kann an Stelle der Nr. 2005 die Nr. 2240 in Ansatz gebracht werden. Die Zuschlaggebühr für die ambulante Durchführung einer Wundversorgung nach Nr. 2005 ist fortgefallen.

2006 *Entfernung von Fäden oder Klammern aus einer kleinen Wunde, ggf. in mehreren Sitzungen* **40**

Vertragliche Bestimmung: Bei Entfernung von Fäden nach vorangegangenen Leistungen nach der Nr. 2860, 2861 oder 2862 ist die Leistung nach

2006 je Extremität nur bis zu sechsmal berechnungsfähig.

Während bisher für jede einzelne der im Rahmen einer Operation gesetzten Wunden die Entfernung der Fäden gesondert berechnet werden konnte, schränken die vertraglichen Bestimmungen BMÄ und E-GO diese Möglichkeit bei Varizenoperationen auf 6 Leistungen nach Nr. 2006 je Bein ein. Bestehen außer den kleinen Wunden auch große (z. B. im Bereich der Crossektomie), so ist die Nr. 2007 zusätzlich für jede große Wunde abrechenbar.

Werden die Fäden aus einer Wunde in mehreren Sitzungen entfernt, so können die Nrn. 2006 bzw. 2007 jeweils nur einmal angesetzt werden.

Da es sich bei der Entfernung von Fäden nicht um eine operative Leistung handelt, sind evtl. notwendige Verbände nach Nr. 200 zusätzlich berechenbar (so auch Wezel/Liebold 10–505, Stand 1. 10. 87).

Die Entfernung von Fäden aus einer Fadenfistel fällt unter die Nrn. 2020 bzw. 2021.

Müssen wegen einer Wundheilungsstörung die Fäden vorzeitig entfernt werden, um dem Eiter Abfluß zu verschaffen, so sind neben den Nrn. 2006 bzw. 2007 die Nrn. 2020 oder 2021 ansetzbar.

2007 *Entfernung von Fäden oder Klammern aus einer großen Wunde, ggf. in mehreren Sitzungen* **60**

Für die Nr. 2007 gelten dieselben Gesichtspunkte wie für die Nr. 2006, außer daß es hier bei der Entfernung von Fäden aus mehreren gleichzeitig gesetzten großen Wunden (z. B. nach mehrfachen Unfallverletzungen) keine zahlenmäßige Begrenzung gibt.

2010 *Entfernung eines unter der Oberfläche der Haut oder der Schleimhaut gelegenen fühlbaren Fremdkörpers* **100**

Die Nr. 2010 ist anzusetzen, wenn ein Fremdkörper oberflächlich, unter der Haut oder Schleimhaut liegt und tastbar ist. Ist eine dieser Voraussetzungen nicht gegeben, so greifen die Nrn. 2011 bzw. 2012 Platz. Nach Nr. 2010 sind also lediglich Fremdkörper abzurechnen, zu deren Entfernung kein Schnitt erforderlich ist. Die Nr. 2010 ist für die Entfernung mehrerer Fremdkörper an verschiedenen Stellen mehrfach abrechenbar.

2011 *Entfernung eines unter der Oberfläche der Haut oder der Schleimhaut gelegenen Fremdkörpers nach Aufsuchen durch Schnitt* **200**

Ist zur Entfernung eines oberflächlich gelegenen Fremdkörpers ein Schnitt notwendig, so ist die Nr. 2011 anzusetzen. In der Regel wird dazu auch eine Anästhesie erforderlich sein. Können mehrere Fremdkörper vom selben Schnitt aus entfernt werden, so kann die Nr. 2011 nur einmal berechnet werden, sind mehrere Schnitte notwendig, so ist sie für jeden dieser Schnitte ansetzbar.

2012 *Entfernung eines tiefsitzenden Fremdkörpers auf operativem Weg aus Weichteilen und/oder Knochen (Z.-Nr. 80 bzw. 85)* **450**

Liegt ein Fremdkörper nicht unter der Oberfläche der Haut oder Schleimhaut und wird er operativ entfernt, so sind die Voraussetzungen für die Abrechnung nach Nr. 2012 erfüllt. Wenn eine BV-Durchleuchtung notwendig ist, so ist die Nr. 5161 zu beachten.

Werden Fremdkörper aus einer Unfallwunde entfernt, so gehört diese Leistung nach Auffassung von Wezel/Liebold zu der jeweiligen Wundversorgung und kann daneben nicht zusätzlich abgerechnet werden. Dieser Auffassung kann lediglich dann zugestimmt werden, wenn zur Entfernung des Fremdkörpers nicht eine Erweiterung der bestehenden Wunde oder ein zusätzlicher Schnitt erforderlich sind. In diesen Fällen ist nicht die Wundversorgung, sondern die Fremdkörperentfernung der wesentliche Teil des Eingriffes und muß deswegen honorarfähig sein.

Strittig ist außerdem, ob bei der Entfernung eines Fremdkörpers von einem zusätzlichen Schnitt aus auch die operative Versorgung der Einstichwunde und des Stichkanals mit eingeschlossen sind. Dies würde der Auffassung von Wezel/Liebold entsprechen. Brück dagegen ist in seinem Kommentar zur GOÄ Nr. 2010, die die gleiche Legende hat wie die Nr. 2012 EBM, der unserer Meinung nach richtigen Auffassung, daß es sich in solchen Fällen um zwei getrennte Eingriffe handelt und die Wundversorgung deshalb nach den Nrn. 2000 bis 2005 zusätzlich berechnet werden kann.

Auch für die Nr. 2012 gilt, daß sie für die Entfernung mehrerer Fremdkörper mehrfach angesetzt

werden kann, wenn die Entfernung von jeweils besonderen Zugängen aus erfolgt.
Die Nr. 2012 erfaßt Fremdkörperentfernungen aus Weichteilen und Knochen mit Ausnahme der Entfernung von Osteosynthesematerial oder Drahtstiften, die nach den Nrn. 2360–2362 bzw. 2472 abzurechnen ist. Für die Entfernung von Fremdkörpern aus Gelenken sind die Nrn. 2435 und 2436 anzusetzen, für die Entfernung von Fremdkörpern aus dem Mastdarm die Nr. 267. Die Entfernung von Antibiotikaketten fällt unter die Nr. 2025. Bei ambulanter Operation sind zusätzlich zur Nr. 2012 die Nrn. 80 bzw. 85 ansetzbar.

2020 *Behandlung einer kleinen, nicht primär heilenden Wunde und/oder Abtragung von Nekrosen*   **80**

Allgemeine Bestimmung: Für die Nachbehandlung der Wunden nach Entfernung von Warzen, Mollusken oder pendelnden Fibromen sind die Leistungen nach den Nrn. 2020 und 2021 nicht berechnungsfähig.

2021 *Behandlung einer großen, nicht primär heilenden Wunde und/oder Abtragung von Nekrosen*   **120**

Allgemeine Bestimmung siehe Nr. 2020.
Für die Kommentierung der Nrn. 2020 und 2021 gelten die selben Gesichtspunkte. Der Unterschied zwischen den beiden Nummern besteht lediglich darin, daß sie sich auf eine unterschiedliche Größenausdehnung beziehen. Die Nrn. 2020 und 2021 umfassen zwei Leistungsalternativen:
a) die Behandlung nicht primär heilender Wunden,
b) die Abtragung von Nekrosen.
Jede der beiden Leistungsalternativen berechtigt zum Ansatz dieser Nummern. Werden beide nebeneinander erbracht, so sind die entsprechenden Nummern nur einmal berechenbar.
a) Behandlungen sind: Die Säuberung der Wunde und der Wundumgebung, Eiterentfernung, örtliche Maßnahmen wie Auskratzungen, Ätzungen oder Bäder.

Der Wundbegriff nach den Nrn. 2020 und 2021 umfaßt jede Unterbrechung der Gewebskontinuität an einer Körperober- oder -innenfläche mit Eröffnung von Lymphspalten und Blutgefäßen (Urteil des Sozialgerichtes Hannover vom 20. 08. 81, A Z S 10 Ka 28/80, veröffentlicht in den Mitteilungen des Berufsverbandes Nr. 11/82). Danach ist die Behandlung aller entzündeten bzw. eiternden Operationswunden, aber auch die von Ulcera cruris, Dekubitalgeschwüren, Abszessen und Fisteln den Nrn. 2020 und 2021 zuzuordnen.
b) Mit den Worten „und/oder" wird zum Ausdruck gebracht, daß die Abtragung von Nekrosen, z. B. Hautrandnekrosen, auch dann nach diesen Nummern abgerechnet werden kann, wenn keine entzündlichen Erscheinungen an der Wunde bestehen. Die Abtragung großer Nekrosen im Hand- und Fußbereich ist je Sitzung nach Nr. 2213 abzurechnen. Im Gegensatz zur GOÄ ist die Berechnung eines Verbandes nach Nr. 200 in der Präambel zu *I. Wundversorgungen* ausdrücklich ausgeschlossen.

2025 *Einbringen und/oder Entfernen von Antibiotikaketten in bzw. aus Wundhöhlen bei chronischen Weichteil- und Knocheneiterungen*   **100**

Unter dieser Nr. kann lediglich die Einbringung von Antibiotikaketten, nicht aber das Einlegen einzelner Leukasekegel oder -styli abgerechnet werden. Diese Maßnahmen fallen unter die Nrn. 2020, bzw. 2021.

2030 *Einbringen einer oder mehrerer Saugdrainagen in eine Wunde über einen gesonderten Zugang*   **30**

Damit wird das Einbringen von Redon-Drainagen in eine Operationswunde abgegolten. Auch wenn mehrere Drainagen gelegt werden, kann die Nr. 2030 nach dem Text der Legende nur einmal berechnet werden. Der Ansatz der Nr. 2215 ist nicht möglich, weil die in der Nr. 2215 genannten Drainagen der Spülung, aber nicht der Saugung dienen.

II. Chirurgie der Körperoberfläche

Präambel zu N. II.

„Bei autologer Transplantation von Haut ist die Versorgung der Entnahmestelle Bestandteil der Leistung".

Danach ist bei Hauttransplantationen die Versorgung der Entnahmestelle auch dann nicht berechenbar, wenn dazu plastische Maßnahmen erforderlich sind. Dies galt zwar auch für die alte EBM Nr. 2383 (Vollhauttransplantation), aber diese Nr. war erheblich höher bewertet als die Nrn. 2150 und 2155.

2100 *Exzision eines kleinen Bezirks aus Haut oder Schleimhaut, ggf. als Exzision einer kleinen intradermalen Geschwulst* **160**

Die Abgrenzung zwischen „klein" und „groß" ist in der Einleitung zum Kapitel N Chirurgie/Orthopädie vorgegeben. Danach sind Hautbezirke mit einer Fläche von weniger als 4 cm^2 als klein anzusehen.

Für die Entfernung und Nachbehandlung von Warzen, Mollusken und pendelnden Fibromen sind die Neuaufnahme der Leistungsposition Nr. 904 („Entfernung und/oder Nachbehandlung von bis zu 5 plantaren, palmaren, sub- oder paraungualen Warzen, oder vergleichbarer Veränderungen, 130 P.") und die Änderung der Leistungslegende zur Nr. 905 („Entfernung und/oder Nachbehandlung von bis zu 5 vulgären Warzen, bzw. Mollusken, z. B. mittels scharfen Löffels, Kauterisation oder chemisch-kaustischer Verfahren oder Entfernung von bis zu 15 pendelnder Fibrome, 80 P.") zu berücksichtigen.

Für die Nr. 905 wird dabei die bisherige Formulierung „Entfernung" beibehalten und sie wird auch in die Legende der Nr. 904 übernommen. Als Beispiele möglicher Methoden werden die Entfernung mittels scharfen Löffels, Kauterisation oder chemisch-kaustischer Verfahren angeführt, nicht aber die Exzision. Das Kennzeichen der Exzision ist die scharfe Ausshneidung eines veränderten Bezirkes unter Mitnahme der basisbildenden und der angrenzenden Areale, in der Regel mit anschließendem Wundverschluß. Ein solcher Eingriff ist nur in Lokalanästhesie möglich. Treffen diese Kriterien zu, dann ist die Exzision einer Warze nach Nr. 2100 abrechenbar.

Wir sind der Ansicht, daß die von Wezel/Liebold auf Seite 10–509 in der Ausgabe vom 1. 4. 1992 vertretene gegenteilige Meinung weder durch die Legenden der Nr. 904 und 905 noch durch die der Nr. 2100 gedeckt ist und daß deswegen die Entscheidung des LSG Nordrhein-Westfalen vom 4. 11. 1970, L1 K 22/70 zur früheren Nr. 2403 weiterhin ihre Gültigkeit behält. Dasselbe muß auch für die operative oder elektrochirurgische Exzision von Mollusken und pendelnden Fibromen gelten. Dagegen stellt die Abtragung kleiner pendelnder Fibrome mit einem Scherenschlag keine Exzision im Sinne der Nr. 2100 dar. Kommt es dabei zu einer Blutung, die eine Naht erforderlich macht, so ist damit der Inhalt der Nr. 2001 „Versorgung einer kleinen Wunde, einschließlich Wundverschluß" erfüllt.

Sind im Rahmen der nicht berechnungsfähigen Nachbehandlung von Warzen nach Nrn. 904 und 905 Beratungen notwendig, so sind diese, wie bei jeder anderen Erkrankung ansetzbar.

Erfolgt die Entfernung von Warzen durch Exzision, dann sind Entfernung der Fäden und Nachbehandlung genau so abrechenbar wie nach anderen Operationen.

Werden mehrere Tumoren aus einem Hautbezirk in einem Eingriff exzidiert, so ist diese Leistung je nach der Größe des exzidierten Hautareals mit der einmaligen Berechnung der Nr. 2100 bzw. 2101 abgegolten.

Die Exzision eines Naevus flammeus ist nach der Nr. 2170, die Korrektur einer entstellenden Gesichtsnarbe nach Nr. 2171 abzurechen, die einer großen und funktionsbehindernden Narbe nach Nr. 2172. Das Stanzen der Haut ist nach 2100 berechenbar.

2101 *Exzision eines großen Bezirkes aus Haut oder Schleimhaut oder Exzision einer kleinen unter der Haut oder Schleimhaut gelegenen Geschwulst.* **250**

Darunter fallen Hautexzisionen von mehr als 4 cm² Fläche sowie die Entfernung von kleinen Geschwülsten, die ins Unterhautgewebe hineinreichen, wie Atherome, Epithelzysten, Dermoidzysten oder Geschwülste der Schweißdrüsen (Hidradenome, Syringome). Geschwülste, die unter die Definition „groß" fallen, sind unabhängig von ihrem Sitz nach Nr 2106 abzurechnen.

Kann ein durch die Exzision eines großen Hautbezirkes entstandener Defekt durch einfache Naht geschlossen werden, so ist diese Naht Bestandteil der Leistung. Evtl. notwendige plastische Maßnahmen zur Defektdeckung sind nach den Nrn. 2155–2161 zusätzlich berechenbar. Dies gilt auch für Exzisionen nach 2100, wenn plastische Versorgungen, z. B. im Gesicht oder an der Hand notwendig sind (so auch Kölner Kommentar). Siehe dazu auch eigene Kommentierung zu den Nrn. 2150–2161.

2104 *Exzision eines oder mehrerer Lymphknoten aus derselben Entnahmestelle (Z-Nr. 81 bzw. 86)* **550**

Die Bewertung dieser Nr. trägt den erhöhten Schwierigkeiten Rechnung, die z. B. bei der Entfernung eines Lymphknotens im Halsbereich im Vergleich zu den sonstigen unter der Nr. 2105 aufgeführten Exzisionen bestehen. Handelt es sich dabei um große Lymphknoten im Sinne der Gebührenordnung, so kann die Nr. 2106 statt der 2104 angesetzt werden (siehe dazu auch Kommentar zur Nr. 2106).

Die Revision der axillären Lymphknoten ist nach Nr. 2120, die Ausräumung des axillären Lymphstromgebietes nach 2121 und die einer Halsseite (Neck-Dissection) nach 2617 abrechenbar. Die Ausräumung des pelvinen oder paraaortalen Lymphstromgebietes fällt unter die Nr. 2717.

2105 *Exzision von tiefliegendem Körpergewebe (z. B. Fettgewebe, Faszie, Muskulatur) oder Probeexzision aus tiefliegendem Körpergewebe oder aus einem Organ ohne Eröffnung einer Körperhöhle (z. B. Zunge) (Z.-Nr. 80 bzw. 85)* **380**

Mit dieser Nr. werden sowohl die Exstirpation kleiner tiefliegender Geschwülste, wie Lipome, Fibrolipome, Neurinome u. a. abgegolten als auch die Probeexzision aus tiefliegendem Körpergewebe auf operativem Wege. Die Entnahme von Gewebeproben durch Punktion fällt unter die Nrn. 303 bis 317. Nach der Nr. 2105 sind auch Probeexzisionen aus Organen ohne Eröffnung von Körperhöhlen abzurechnen. Beispielhaft aufgeführt wird die Zunge, bei der die Keilexzision jedoch nach Nr. 1472 berechenbar ist. Hier einzuordnen ist auch die PE aus den Hoden, den Tonsillen, aus dem Gebärmuttermund und dem Gebärmutterhals. Exzisionen aus Knochen fallen unter die Nrn. 2370 ff.

2106 *Exzision einer großen Geschwulst oder eines Schleimbeutels oder Exstirpation einer Pilonidalzyste oder -fistel (Z-Nr. 81 bzw 86).* **700**

Unter dieser Nr. sind jetzt mehrere unterschiedliche, aber vom Leistungsumfang her weitgehend identische Eingriffe zusammengefaßt. Die Ansetzbarkeit der Nr. 2106 für die Entfernung einer Geschwulst ist dabei nicht von ihrem Sitz abhängig, sondern ausschließlich von ihrer Größe (mehr als 1cm³). Demnach kann nicht nur ein großes Atherom, Lipom, Hämangiom oder Neurinom nach dieser Nr. abgerechnet werden, sondern es ist auch möglich, für einen tastbaren Mammatumor der entsprechenden Größe die günstigere Nr. 2106 statt der Nr. 2110 anzusetzen (so auch Kölner Kommentar S. 395), ebenso für einen großen Lymphknoten anstatt der Nr. 2104.

Hier einzuordnen ist auch die Exzision eines Basalioms oder Hautkarzinoms, bei der, anders wie bei Exzisionen nach den Nrn. 2100 und 2101, ein ausreichender Abstand nach allen Seiten gewahrt werden muß. Das entnommene Gewebestück muß allerdings einen Rauminhalt von mehr als 1 cm³ haben.

Die meist zeitaufwendige Entfernung von Schleimbeuteln aller Art hat die notwendige Aufwertung gegenüber dem alten EBM und der GOÄ erfahren. Nach der Exstirpation einer Bursa olecrani oder präpatellaris wird meist auch eine Redon-Drainage, ein Kompressionsverband mit Stahlwolle oder dergleichen sowie eine Ruhigstellung mit einem Schienenverband notwendig und zusätzlich ansetzbar sein. Für die Abrechenbarkeit der Entfernung einer Pilonidalzyste oder -fistel ist es gleichgültig, ob sie mit einer Naht abgeschlossen wird oder ob, wie heute meist üblich, eine offene Wundbehandlung erfolgt.

2107 *Exzision einer großen Geschwulst mit Entfernung von Muskeln oder Muskelteilen und Ausräumung des regionären Lymphstromgebietes* **2500**

Solche Eingriffe sind selten, können aber z. B. notwendig sein wegen eines Myosarkoms.
Die Operation großer Mammakarzinome, die in die Muskulatur eingebrochen sind, werden nach den Nrn. 2117 und zusätzlich 2121 abgerechnet.

Mammachirurgie (Nr. 2110–2137)

Die Chirurgie der Mamma ist entsprechend der Entwicklung der letzten Jahre im EBM in den Nrn. 2110 bis 2137 neu gegliedert und bewertet. Für eine Reihe von Eingriffen, die ambulant möglich sind, fehlt jedoch ein Zuschlag für diese Operationsform, so für die Nrn. 2115, 2116, 2118, 2125 und 2130. Angemessen wäre eine Bewertung, die zwischen den Nrn. 83 und 84 liegt.

2110 *Diagnostische Exstirpation eines tastbaren Mammatumors (Z.-Nr. 81 bzw. 86)* **600**

Ob die Exstirpation eines tastbaren Mammatumors nach dieser Nr. oder günstiger nach der Nr. 2106 abgerechnet wird, hängt davon ab, ob er als groß oder klein einzustufen ist.
Wurde die Exstirpation eines Mammatumors mit dem Wundverschluß beendet und erfolgt nach Eingang einer Schnellschnittuntersuchung ein Eingriff nach den Nrn. 2115 bis 2118, so sind im Gegensatz zu der von Wezel/Liebold vertretenen Ansicht beide Operationen abrechenbar, weil es sich um 2 jeweils in sich abgeschlossene Eingriffe mit unterschiedlicher Zielsetzung – zum einen um den diagnostischen Eingriff und zum anderen um den therapeutischen mit Entfernung bzw. Teilresektion der Brustdrüse – handelt. Dabei besteht kein Unterschied, ob der 2. Eingriff noch in derselben Narkose, nach einem mehrstündigen Intervall oder erst in den nächsten Tagen erfolgt. Eine gegenteilige Meinung wird von der Gebührenordnung nirgends gestützt.

2111 *Diagnostische Exstirpation eines in bildgebenden Verfahren auffälligen, nicht als Tumor tastbaren Brustgewebestücks (Z.-Nr. 81 bzw. 86).* **900**

Mit der Höherbewertung gegenüber der Nr. 2110 wird dem höheren Schwierigkeitsgrad dieses Eingriffes Rechnung getragen. Gelegentlich ist bei karzinomverdächtigen Mikroverkalkungen zur raschen Klärung, ob das richtige Gewebsstück entfernt wurde, eine Röntgenaufnahme des Präparates notwendig. Eine solche Aufnahme kann zusätzlich berechnet werden und ist nicht Bestandteil des Eingriffes.
Auch hier gilt, daß die Abrechenbarkeit einer solchen abgeschlossenen diagnostischen Operation durch einen späteren Eingriff nach den Nrn. 2115 bis 2118 nicht ausgeschlossen wird (s. dazu auch Kommentar zu Nr. 2110).

2115 *Absetzen einer Brustdrüse (einfache Mastektomie)* **1500**

Gemeint ist damit die Absetzung der Brustdrüse einschließlich der darüber liegenden Haut und ohne Mitnahme von Muskelanteilen oder Achsellymphknoten.

2116 *Subkutane Mastektomie* **1900**

Hierunter wird die vollständige Entfernung der Brustdrüse unter Erhaltung des Hautmantels und der Mamille verstanden. Zusätzlich berechenbar sind gegebenenfalls die Nrn. 2120 bzw. 2121.
Eine sofortige Rekonstruktion der Brust ist nach der Nr. 2130 zusätzlich abrechenbar.
Die vollständige Entfernung der vergrößerten Brustdrüse bei der Gynäkomastie ist ein Eingriff nach Nr. 2116.

2117 *Absetzen einer Brustdrüse mit Entfernung von Brustmuskelgewebe* **1700**

Muß bei einem Mammakarzinom der sternokostale Anteil des M. pectoralis maior und ggf. auch der M. pectoralis minor ganz oder teilweise mitentfernt werden, so entspricht dies der Leistung nach Nr. 2117. Wenn es sich dabei um große Karzinome mit Ulzerationen der Haut handelt, dann ist gelegentlich der Wundverschluß durch Naht nicht mehr möglich. In diesen Fällen sind notwendige plastische Maßnahmen, meist in Form von großen Verschiebeplastiken, gesondert berechenbar.

2118 *Teilresektion einer Brustdrüse (z. B.* **1700**
Quadrantenresektion)

Gemeint ist damit die Entfernung eines Sektors der Brustdrüse, die in typischer Weise in Form einer Quadrantenresektion erfolgt. Sie kann je nach Art und Sitz des krankhaften Prozesses unter Mitnahme oder unter Erhaltung des Hautanteiles erfolgen.
Eventuelle rekonstruktive Maßnahmen sind zusätzlich berechenbar.

2120 *Diagnostische Revision der axillären* **500**
Lymphknoten, zusätzlich zu den Leistungen nach den Nrn. 2115 bis 2118

Werden im Rahmen einer Operation nach den Nrn. 2115 bis 2118 die axillären Lymphknoten revidiert und nur einer oder mehrere entfernt, ohne daß eine Ausräumung des regionären Lymphstromgebietes erfolgt, dann kann diese Leistung zusätzlich nach Nr. 2120 abgerechnet werden.
Erfolgt dieser Eingriff erst zu einem späteren Zeitpunkt als der Eingriff an der Mamma, so ist dafür die besser dotierte und bei ambulanter Operation zuschlagsfähige Nr. 2104 ansetzbar.
Die Leistung nach Nr. 2120 bzw. 2121 ist je Seite einmal berechnungsfähig.

2121 *Ausräumung des regionären Lymph-* **1000**
stromgebietes, einschließlich der Leistung nach der Nr. 2120 ggf. zusätzlich zu den Leistungen nach den Nrn. 2115 bis 2118

Das Ziel dieses bei einer Operation eines Mammakarzinoms in der Regel erforderlichen Zusatzeingriffes in der Axilla ist die weitgehende Ausräumung der Lymphknoten mit dem sie umgebenden Fett- und Bindegewebe.
Da in der Legende die Leistung nach Nr. 2120 ausdrücklich mit eingeschlossen wird, kann eine der Ausräumung unmittelbar vorangehende Revision der Achselhöhle nicht zusätzlich berechnet werden.

2125 *Reduktionsplastik der Mamma* **2800**

Die Reduktionsplastik ist als Kassenleistung nur bei medizinischer Indikation abrechenbar. Diese besteht dann, wenn eine starke Hypertrophie zu erheblichen Schmerzen in der Brust, am Lig. suspensorium mammae, zu schmerzhaften Striemenbildungen an den Schultern, zu Beschwerden von Seiten der Wirbelsäule oder zu hartnäckigen Ekzemen in den sumamillären Falten führt. Je nach Konstitution kann davon ausgegangen werden, daß eine medizinische Indikation besteht, wenn zwischen 300 und 500 g Gewebe entfernt werden müssen. Auch eine Reduktionsplastik zum Ausgleich einer einseitigen Makromastie fällt unter die medizinische Indikation.
Bei fraglicher medizinischer Indikation sollte ein erfahrener plastischer Chirurg als Gutachter zugezogen werden. Das gilt auch für die Nr. 2130.
Werden psychische Gründe geltend gemacht, so sollte ihre medizinische Relevanz ausreichend, am besten gutachtlich, belegt und die Kostenzusage der zuständigen Kasse eingeholt werden, wenn der Eingriff als Kassenleistung erfolgen soll.
Nach der Formulierung der Legende sind alle zur Verkleinerung der Brust angegebenen Verfahren und ihre Modifikationen nach dieser Nr. abzurechnen.

2130 *Aufbauplastik der Mamma, ggf.* **2000**
einschl. Implantation einer Mammaprothese

Für die angeborene Hypoplasie oder eine übermäßige Rückbildung post partum gilt, wie für die Nr. 2125, daß der Eingriff als Kassenleistung nur bei medizinischer Indikation abrechnungsfähig ist. Dabei ist ein weitgehendes Fehlen beider Brustdrüsenkörper als angeborene Fehlbildung und damit als Krankheit im Sinne der RVO anzusehen.
Werden psychische Gründe geltend gemacht, so ist deren Bedeutung für den Gesundheitszustand im Einzelfall vor dem Eingriff zu konkretisieren. Auch hier ist es sinnvoll, ein Fachgutachten und die Genehmigung der Kasse vor dem Eingriff einzuholen.
Mit der Nr. 2130 wird die Implantation einer Prothese einschließlich der Bildung einer subkutanen oder submuskulären Tasche abgegolten.

2131 *Rekonstruktive Aufbauplastik nach* **2600**
Mammaamputation, ggf. einschl. Implantation einer Mammaprothese oder eines Haut-Expanders

Die Nr. 2131 entspricht der Nr. 2130 mit dem Unterschied, daß der Eingriff unter den durch die vorangegangene Amputation erschwerten Bedingungen erfolgen muß.

Kann der Aufbau nicht allein mit örtlichem Material und einer Endoprothese erfolgen, sondern muß eine Fernplastik vorgenommen werden, so ist diese zusätzlich berechenbar (so auch Brück, Kommentar zur Nr. 2415 EBM alt, S. 1644 Stand 1. 4. 1984).

Fehlt dafür eine entsprechende Nr. im EBM, wie z. B. für einen gefäßgestielten Muskel- oder Hautmuskellappen, so ist die Gesamtleistung nach Zeitaufwand, Assistenz, Spezialinstrumentarium und apparativem Aufwand (z. B. für mikrochirurgische Maßnahmen) nach den Nrn. 97 oder 98 abzurechnen, weil sonst die Bewertung dem Umfang der Leistung nicht gerecht wird.

Wenn bei diesem Eingriff zunächst nur ein Haut-Expander eingepflanzt werden kann, so fällt sein späterer Austausch gegen eine Mammaprothese unter die Nr. 2133, jede einzelne Auffüllung unter die Nr. 265.

Wird eine Aufbauplastik in der gleichen Sitzung durchgeführt wie die Mastektomie, so sind die entsprechenden Eingriffe nach 2115, 2116 bzw. 2117 und 2131 bzw. 2132 nebeneinander berechenbar, wenngleich die Legenden der Nrn. 2131 und 2132 auf die Mammaamputation abgestellt sind.

Eine im Rahmen einer Aufbauplastik nach den Nrn. 2131 und 2132 durchgeführte Replantation der Mamille (Nr. 2136) oder ihre Rekonstruktion nach der Nr. 2137 ist zusätzlich ansetzbar.

2132 *Rekonstruktive Aufbauplastik nach* **3200**
Mammaamputation einschl. Verschiebeplastik, ggf. einschl. Implantation einer Mammaprothese oder eines Haut-Expanders

Diese Nr. bewertet rekonstruktive Aufbauplastiken, bei denen zusätzlich eine Verschiebeplastik der Haut, z. B. eine epigastrische Verschiebeplastik („abdominalavancement") notwendig ist.

Zum Aufbau mittels Fernplastik s. Kommentar zur Nr. 2131.

Aufbauplastiken nach größeren Teilverlusten von Mammagewebe, z. B. nach Quadrantenresektion, erfüllen nicht den Inhalt der Nrn. 2130–2132, die Abrechnung muß deswegen nach den Nrn. 95 ff. erfolgen.

2133 *Operativer Austausch einer Mamma-* **1100**
prothese als selbständige Leistung (Z.-Nr. 82 bzw. 87)

Da ein im Rahmen einer rekonstruktiven Aufbauplastik eingelegter Hautexpander eine temporäre Mammaprothese darstellt, entspricht sein Ersatz durch die endgültige Prothese der Leistung nach der Nr. 2133. Muß bei einem Prothesenaustausch zusätzlich eine ausgedehnte Kapselfibrose gelöst werden, so rechtfertigt der damit verbundene Zeitaufwand den Ansatz einer der Nrn. 95 ff., da dafür keine andere, dem Aufwand entsprechende Gebührenposition zur Verfügung steht.

2135 *Operative Entnahme einer Mamille und* **800**
interimistische Implantation an anderer Körperstelle (Z.-Nr. 81 bzw. 86)

Wird eine Mamille operativ entnommen und an einer anderen Stelle eingepflanzt, z. B. weil bereits bei der Mastektomie die spätere Rekonstruktion geplant ist, so kann dieser Eingriff zusätzlich berechnet werden. Sinngemäß muß die Nr. 2135 auch für die Entnahme und gleichzeitige endgültige Replantation einer Mamille gelten.

2136 *Replantation einer verpflanzten Ma-* **800**
mille (Z.-Nr. 81 bzw. 86)

Diese Nr. ist sowohl im Rahmen einer brustverändernden Operation als auch als selbständiger Eingriff berechenbar.

2137 *Rekonstuktion einer Mamille aus kör-* **1200**
pereigenem Gewebe (Z.-Nr. 82 bzw. 87)

Darunter fallen alle möglichen Rekonstruktionsmethoden.

2140 *Öffnung eines Körperkanalverschlus-* **110**
ses an der Körperoberfläche

Danach ist z. B. die Eröffnung eines angeborenen oberflächlichen Afterverschlusses oder die Abtragung des Hymens abzurechnen.

2141 *Eröffnung eines oberflächlichen unter* **110**
der Haut oder Schleimhaut liegenden Abszesses oder Exzision eines Furunkels

Diese Nr. bezieht sich auf unmittelbar unter der Haut liegende, durch Betastung und Besichtigung einwandfrei abgrenzbare eitrige Prozesse und auf Haarfollikelentzündungen mit zentralem Eiterpfropf.

Die Entleerung oberflächlicher Hämatome durch Schnitt bzw. bei postoperativen Hämatomen durch eine teilweise Wiedereröffnung der Operationswunde ist nach dieser Nr. abrechenbar, ebenso die Eröffnung oberflächlicher postoperativer Abszesse.

Da einerseits die Nr. 2141 für jeden einzelnen Abszeß oder Furunkel ansatzfähig ist, andererseits eine disseminierte Abszeßbildung nur nach der Nr. 2142 abgerechnet werden kann, ist die Abgrenzung zwischen diesen beiden Nrn. gelegentlich schwierig. Ausschlaggebend für die Zuordnung ist die Art der Verteilung. Liegen die einzelnen eitrigen Prozesse in verschiedenen Körperregionen, dann sind sie auch einzeln abrechenbar.

Da sich die Legende zur Nr. 2142 ausdrücklich auf Abszeßbildungen der Haut bezieht, sind mehrere unter der Haut liegende Abszesse auch mehrfach abrechnungsfähig.

2142 *Eröffnung disseminierter Abszeßbildungen der Haut*   **220**

Gemeint sind damit auch oberflächliche Pyodermien und Entzündungen der Haarfollikel.

2145 *Eröffnung eines tiefliegenden Abszesses (Z.-Nr. 80 bzw. 85)*   **350**

Als tiefliegend ist der Abszeß einzuordnen, der im Fettgewebe oder im Muskel-Sehnen- oder Fascienbereich liegt.

Dies gilt u. a. auch für die Operation einer Mastitis, die operative Eröffnung eines periproktitischen Abszesses, von Abszessen der Speicheldrüsen, der Prostata sowie für die Eröffnung abszedierter Lymphknoten sowie für subfasziale (postoperative) Infektionen.

Nach Wezel/Liebold S. 10–516 vom 1. 10. 1988 ist nur die Exzision eines periproktitischen Abszesses nach Nr. 2145 abrechenbar. Dieser radikale Eingriff ist wegen der besonderen anatomischen Verhältnisse (Verbindung zum Darm, Nähe der Schließmuskulatur) kaum möglich. Da es sich aber in der Regel um tiefsitzende Prozesse handelt, muß auch die einfache Eröffnung nach der Nr. 2145 abgerechnet werden können.

Im EBM fehlt im Gegensatz zur GOÄ eine Nr. für die operative Ausräumung von tiefliegenden und ausgedehnten Hämatomen. Dafür kann hilfsweise die Nr. 2145 in Ansatz gebracht werden (so auch Wezel/Liebold und Brück). Wenn eine solche Ausräumung mit einer aufwendigen Blutstillung verbunden ist, wird der Inhalt der Nr. 2145 überschritten und es ist dann, in Abhängigkeit vom Umfang der notwendigen Maßnahmen, eine der Nrn. 95 ff. anzusetzen.

Die notwendige Drainage eines eröffneten Abszesses ist ein Bestandteil der Leistung und nicht zusätzlich berechenbar.

2146 *Eröffnung einer Phlegmone oder Exzision eines Karbunkels (Z.-Nr. 80 bzw. 85)*   **400**

Unter einer Phlegmone wird ein diffus-infiltrierender eitriger Prozeß verstanden, der ausgedehnte, unter Umständen mehrfache Inzisionen notwendig macht. Ist zusätzlich eine sorgfältige Präparation mit besonderen Schwierigkeiten notwendig, bei der eine Operationsdauer von 30 min überschritten wird, so kann die Abrechnung nach den Nrn. 95 ff. erfolgen (so auch Wezel/Liebold S. 10–516 vom 1. 10. 1988 mit dem Beispiel der Mundbodenphlegmone).

Die Operation einer Hohlhandphlegmone wird unter der Nr. 2212 im EBM gesondert aufgeführt. Nach Nr. 2146 wird auch die Exzision von Karbunkeln abgerechnet, die am häufigsten im Nakkenbereich, gelegentlich aber auch an anderen Stellen vorkommen.

2147 *Tiefreichende, die Fascie und ggf. die darunterliegenden Körperschichten durchtrennende Entlastungsinzision(en), ggf. mit Drainage(n) (Z.-Nr. 80 bzw. 85)*   **400**

Danach werden z. B. die beim Compartmentsyndrom erforderlichen Entlastungsinzisionen abgegolten.

2150 *Vollhauttransplantation zur Deckung eines kleinen Hautdefektes (Z.-Nr. 80 bzw. 85)*   **300**

Darunter ist die Deckung eines Hautdefektes bis zur Größe eines 1 DM-Stückes (unter 4 cm2) zu verstehen. Die Versorgung der Entnahmestelle durch Naht oder Wundverband ist bei den Nrn. 2150–2160 Bestandteil der Leistung (siehe Präambel zu N II).

Bei plastischen Leistungen im Rahmen von Wundversorgungen ist nach Wezel/Liebold (S. 10–517 Stand 1. 7. 1990) nur die jeweils höher bewertete Leistung ansetzbar. Dies ist insofern begründet, als bei Defektwunden die operative Wundversorgung in der Defektdeckung besteht.

Im Gegensatz dazu können plastische Eingriffe, die zur Deckung eines operativ gesetzten Hautdefektes notwendig sind, zusätzlich nach der entsprechenden Nr. berechnet werden.

2151 *Verschiebeplastik zur Deckung eines* **250**
kleinen Hautdefektes
(Z.-Nr. 80 bzw. 85)

Gelingt der spannungsfreie Verschluß eines kleinen Hautdefektes nicht oder führt ein primärer Verschluß eines Hautdefektes, wie z. B. im Gesicht, zur Verziehung, so kann eine Verschiebeplastik nach dieser Nr. notwendig werden.

Als einfachste Maßnahme ist hier einzuordnen die Mobilisierung der Hautränder durch Unterminierung und Verschiebung. Bei ungleich langen ovalären Wundrändern kann die Ausschneidung Burowscher Dreiecke notwendig sein. Die Bildung von Visierlappen, V-, Y- und Z-Plastiken sind weitere Möglichkeiten.

2152 *Überpflanzung von Epidermisstücken* **300**
zur Deckung eines Hautdefektes
(Z.-Nr. 80 bzw. 85)

Bei dieser Form der plastischen Deckung wird kein Unterschied zwischen kleinen und großen Defekten gemacht. Abgegolten wird damit die Verpflanzung z. B. von Reverdin-Läppchen.

2155 *Vollhauttransplantation zur Deckung* **750**
eines großen Hautdefektes
(Z.-Nr. 81 bzw. 86)

Diese Nr. ist ansetzbar, wenn ein Defekt von mehr als 4 cm^2 (eine 1 DM-Briefmarke ist 6,5 cm^2 groß) mit Vollhaut gedeckt wird.

Wenn ein übergroßer Defekt nur durch mehrere, an verschiedenen Stellen entnommene Transplantate gedeckt werden kann, so ist die Nr. 2155 mehrfach berechenbar.

2156 *Verschiebeplastik zur Deckung eines* **650**
großen Hautdefektes
(Z.-Nr. 81 bzw. 86)

Hierunter fallen die zur Deckung eines mehr als 4 cm^2 großen Defektes notwendigen verschiedenen Formen der Verschiebelappen sowie Schwenk- oder Rotationslappen der Haut.

Werden zusätzlich Muskelanteile verschoben, z. B. zur Deckung eines Dekubitalgeschwürs über dem Sacrum, so erfolgt die Abrechnung über die Nrn. 95 ff., wobei der Zeitaufwand für die Versorgung der Entnahmestelle in die Bewertung mit einzubeziehen ist.

2157 *Spalthauttransplantation zur Deckung* **650**
eines großen Hautdefektes
(Z.-Nr. 81 bzw. 86)

Bei großflächigen Hautdefekten, z. B. nach Verbrennungen, können mehrere Transplantate notwendig sein. Die Nr. 2157 ist dann mehrfach berechenbar. Dies gilt auch dann, wenn mehrere, durch gesunde Haut getrennte Areale zu decken sind.

Die netzartige Zurichtung eines Thiersch-Lappens (Meshgraft) wird nicht zusätzlich honoriert.

2160 *Transplantation eines oder mehrerer* **1200**
haartragender Hautimplantate oder
eines Dermafett-Transplantates
(Z.-Nr. 82 bzw. 87)

Die Legende beschreibt zwei unterschiedliche Eingriffe. Im Gegensatz zum haartragenden Haut-implantat, ist das Dermafett-Transplantat kein Transplantat im Sinn der Präambel zu N II. Die Defektdeckung ist deswegen zusätzlich berechenbar.

Die Zahl der mit der Nr. 2160 abgegoltenen Hautimplantate ist nach oben nicht begrenzt. Gemeint sein kann aber dabei nur die Abgeltung der in der jeweiligen Sitzung übertragenen Implantate.

2161 *Schleimhauttransplantation einschl.* **700**
operativer Unterminierung der Entnahmestelle und plastischer Deckung
(Z.-Nr. 81 bzw. 86)

Darunter wird die Entnahme von Schleimhautanteilen und ihre Transplantation auf einen Empfängerbezirk verstanden. Dabei besteht kein Unterschied, ob es sich um große oder kleine Transplantate handelt.

Die plastische Deckung der Entnahmestelle ist in der Leistung nach Nr. 2161 enthalten und kann nicht zusätzlich berechnet werden.

2162 *Implantation eines Haut-Expanders* **900**
oder alloplastischen Materials zur
Weichteilunterfütterung, als selbstän-
dige Leistung (Z.-Nr. 81 bzw 86)

Mit dem Hinweis „als selbständige Leistung" wird zum Ausdruck gebracht, daß die Nr. 2162 nicht ansetzbar ist, wenn die Implantation im Rahmen eines anderen Eingriffes, z. B. bei den verschiedenen Aufbauplastiken der Mamma, erfolgt.
Die Auffüllung eines implantierten Hautexpanders ist nach der Nr. 265 pro Sitzung abrechenbar.
Unter dem Begriff alloplastisches Material fallen u. a. Kollagen, Silikon und Problast.

2164 *Implantation eines subcutanen,* **600**
auffüllbaren Medikamentenreservoirs
(Z.-Nr. 81 bzw. 86)

Die Auffüllung eines solchen Reservoirs ist nach Nr. 265 abzurechnen.

2165 *Anlage eines Rundstiellappens* **900**
(Z.-Nr. 81 bzw. 86)

Darunter fällt die Umschneidung und Modellierung eines Rundstiellappens an der Entnahmestelle. Der Verschluß der Entnahmestelle ist Bestandteil der Leistung.

2166 *Interimistische Implantation eines* **750**
Rundstiellappens (Zwischentransport)
(Z.-Nr. 81 bzw. 86)

Ist für einen Wanderlappen mehr als eine Zwischenstation notwendig, so kann die Nr. 2166 für jede dieser Zwischenstationen berechnet werden.

2167 *Implantation eines Rundstiellappens* **1500**
einschl. Modellierung am Ort
(Z.-Nr. 82 bzw. 87)

Damit wird außer der Implantation die endgültige Modellierung am Empfängerort abgegolten.

2170 *Operative Entfernung eines Naevus* **800**
flammeus, je Sitzung
(Z.-Nr. 81 bzw. 86)

Erfolgt die Entfernung eines Naevus flammeus in mehreren Schritten, so ist jeder dieser Schritte nach der Nr. 2170 berechenbar. Die Anwendung von Laserstrahlen wird zusätzlich nach der Nr. 2173 vergütet.

Kann der durch die Entfernung des Naevus entstandene Defekt durch eine einfache Naht verschlossen werden, so ist diese Bestandteil der Leistung. Sind zusätzliche plastische Maßnahmen erforderlich, so können diese gesondert in Rechnung gestellt werden.

2171 *Operative Korrektur einer entstellen-* **500**
den Gesichtsnarbe (Z.-Nr. 81 bzw. 86)

Die Größe der entstellenden Narbe ist dabei ohne Bedeutung. Abgegolten wird mit der Nr. 2171 lediglich die Exzision und korrekte Naht. Sind darüber hinaus komplexere Maßnahmen, wie Z-Plastiken, VY-Plastiken, Schwenklappen, Hauttransplantate o. ä. notwendig, so sind sie zusätzlich berechenbar. Dabei kann evtl. mit einer Abrechnung der Gesamtleistung nach den Nrn. 95 ff. dem Leistungsumfang besser Rechnung getragen werden als bei einer getrennten Berechnung von Exzision und Defektdeckung. (So auch im Ergebnis Wezel/Liebold S. 10–520.)
Bei der Verwendung von Laserstrahlen fällt die Nr. 2173 zusätzlich an.

2172 *Exzision einer großen, kontrakten und* **1000**
funktionsbehindernden Narbe, einschl.
plastischer Deckung
(Z.-Nr. 82 bzw. 87)

Es müssen alle 3 in der Legende aufgeführten Voraussetzungen erfüllt sein. Besteht aus anderen Gründen die medizinische Notwendigkeit, eine Narbe zu exidieren, so ist der Eingriff über die Nr. 2100 bzw. 2101 zu berechnen. Eine danach erforderliche plastische Defektdeckung ist dabei im Gegensatz zur Nr. 2172 zusätzlich abrechenbar.
Die Verwendung von Laserstrahlen wird zusätzlich nach der Nr. 2173 vergütet.

2173 *Zuschlag zu den operativen Leistun-* **750**
gen nach den Nrn. 2170 bis 2172 bei
Erbringung der Leistungen mittels La-
serchirurgie

Da mit einer Zunahme der Laserchirurgie zu rechnen ist, ist die Beschränkung des Zuschlages auf die hier aufgeführten 3 Nrn. unverständlich und dringend korrekturbedürftig.

2180 *Exstirpation einer Fettschürze einschl.* **2400**
plastischer Deckung des Grundes

Als Fettschürze wird ein überhängender Fett-Haut-Lappen des Unterbauches verstanden. Kommt es durch den Zug dieser Schürze zu glaubhaften Beschwerden oder tritt ein hartnäckiges intertriginöses Ekzem auf, so besteht eine medizinische Indikation, die die Durchführung des Eingriffes zu Lasten der Krankenkasse rechtfertigt. Eine Operation aus ästhetischen Gründen ist keine Kassenleistung.

Inhalt der Leistung ist die Abtragung der Fettschürze und eine evtl. notwendige Verschiebeplastik zur Deckung des Grundes. Muß bei extrem ptotischen Bauchdecken zusätzlich die gesamte Bauchhaut verschoben und der Nabel versetzt werden, so ist der Rahmen einer Fettschürzenoperation überschritten. Die Abrechnung erfolgt dann besser über die Nrn. 95 ff.

III. Extremitätenchirurgie

2200 *Anlegen einer Blutleere oder Blut-*   **50**
sperre an einer Extremität im Zusammenhang mit einem operativen Eingriff

Das Anlegen einer Blutleere oder Blutsperre ist nur im Zusammenhang mit einem operativen Eingriff berechnungsfähig. Die Blutleere wird erzeugt durch Auswickeln der Extremität mit gleichzeitiger Hochlagerung oder nur Hochlagerung allein.
Die Blutleere wird im allgemeinen aufrechterhalten durch die pneumatische Blutsperre.
Jede andere Form der Blutsperre mit anderen Techniken – so z. B. mit einem breiten Gummiband – ist ebenfalls berechnungsfähig.
Für das Anlegen einer pneumatischen Schiene, z. B. zur Ruhigstellung von Extremitäten bei Frakturen etc. mit „air splint", sind die Nrn. 210 ff. ansetzbar. Neben Nr. 2200 kann Nr. 455 nicht berechnet werden.
Das Anlegen einer Blutsperre zur Blutentnahme ist nicht berechnungsfähig.
Im Gegensatz zum Kölner Kommentar ist das Abbinden einer Extremität als Notfallmaßnahme bei traumatischen Amputationen berechnungsfähig, da es sich um eine präoperative Maßnahme handelt. Ein Zusammenhang mit einem operativen Eingriff ist somit gegeben.

2205 *Trepanation eines Finger- oder Ze-*   **50**
hennagels

Neben den Nrn. 2207, 2209, 2210 am gleichen Finger- oder Zehennagel nicht berechnungsfähig.

2206 *Extraktion eines Finger- oder Zehen-*   **90**
nagels

Die Anmerkung nach Nr. 2005 schließt die Berechnung der Nr. 2206 neben den Nrn. 2000–2005 für den Fall aus, daß die Nagelextraktion Bestandteil der Versorgung einer Finger- oder Zehenverletzung an gleicher Stelle ist.

Wenn die Extraktion eines Finger- oder Zehennagels neben der Wundversorgung an einer anderen Stelle, auch an demselben Finger oder Zehe, erfolgt, so kann die Nr. 2206 neben den Nrn. 2000 bis 2005 in Ansatz gebracht werden.
Da die Nagelextraktion im Leistungsinhalt nach Nrn. 2210 und 2207 enthalten ist, ist hier eine zusätzliche Berechnung nach Nr. 2206 nicht gerechtfertigt.
Die Säuberung des Nagelbettes ist Bestandteil der Leistung nach 2206 – so auch Wezel/Liebold.
Auch für die Teilentfernung eines Finger- oder Zehennagels ist die Nr. 2206 berechnungsfähig.

2207 *Ausrottung eines Finger- oder Zehen-*   **150**
nagels mit Exzision der Nagelwurzel

Wird zusätzlich zu der Ausrottung eine Hautverpflanzung auf das Nagelbett vorgenommen, so ist diese gesondert berechenbar. Die Leistung nach 2207 beinhaltet die dauerhafte Entfernung des Nagels mittels vollständiger Exzision der Matrix.

2208 *Anlegung einer Finger- oder Zehen-*   **100**
nagelspange

Das Orthonyxie genannte Verfahren beinhaltet das Anbringen von stählernen Spreizspangen an Zehen zur kontrollierten dosierten Korrektur verformter eingewachsener Zehennägel.

2209 *Plastische Operation am Nagelwall*   **350**
eines Fingers oder einer Zehe

Die Nr. 2209 gilt für die Abrechnung aller plastischen Maßnahmen am Nagelwall, typischerweise repräsentiert durch die Operationsmethode nach Emmet und ihren Variationen.
Ist eine Defektdeckung mit benachbartem Material von demselben Finger, z. B. Verschiebeplastik, notwendig, so ist diese nicht gesondert berechenbar. Eine Ferntransplantation hingegen ist gesondert berechnungsfähig.

Die plastische Operation am Nagelwall medial und lateral an derselben Zehe/Finger erlaubt nur einmal den Ansatz der Nr. 2209. Nr. 2206 neben Nr. 2209 nicht berechnungsfähig.

2210 *Eröffnung eines subkutanen Panaritiums oder einer Paronychie, ggf. einschl. Extraktion eines Finger- oder Zehennagels.* **150**

Die Legende erwähnt unter Panaritium nur das subkutane, bezieht jedoch auch die Paronychie ein. Dies weist daraufhin, daß unter der Nr. 2210 alle Weichteilentzündungen an Fingern und Zehen erfaßt werden sollen, also z. B. auch das Panaritium cutaneum, das Panaritium subunguale und paraunguale. Entzündungen an Fingern oder Zehen können akut oder chronisch auftreten. Eine eitrige Einschmelzung ist nicht Voraussetzung. Ist die Entfernung des Nagels notwendig, so kann sie nicht gesondert berechnet werden. Auch die meist beugeseitigen und auch die selteneren streckseitigen End-, Mittel- und Grundgliedinfektionen der Finger und Zehen sind unter dieser Nummer einzuordnen, sofern sie nicht auf die Sehnenscheiden oder Knochen übergegriffen haben – dann Nr. 2211.

Nicht berechnungsfähig neben den Nrn. 2012, 2207, 2209.

2211 *Eröffnung eines ossalen oder Sehnenscheidenpanaritiums, einschl. örtlicher Drainage (Z.-Nr. 80 bzw. 85)* **350**

Die Nr. 2211 umfaßt zwei unterschiedliche Leistungen an Fingern und Zehen, die gegebenenfalls auch nebeneinander berechnet werden können. Im Leistungsumfang nach Nr. 2211 ist die notwendige örtliche Drainage miteingeschlossen.

Wird über einen gesonderten Zugang zusätzlich eine Spüldrainage angelegt, so kann die Nr. 2215 zusätzlich in Ansatz gebracht werden.

Bestehen sowohl ein ossales als auch ein Sehnenscheidenpanaritium, so können die beiden „Eröffnungen" nebeneinander berechnet werden.

2212 *Operative Versorgung einer Hohlhandphlegmone (Z.-Nr. 81 bzw. 86)* **550**

Die Nr. 2212 umfaßt die Eröffnung der mit Eiter gefüllten Sehnenscheide(n) einschließlich der Ausräumung von nekrotischem Gewebe und der örtlichen Drainage.

Eventuell notwendige Spüldrainagen können nur dann berechnet werden, wenn sie über einen gesonderten Zugang eingebracht werden (s. dazu auch Kommentar zu Nr. 2215). Die Nr. 2025 für das Einbringen von Antibiotikaketten ist unverständlicher Weise nur bei chronischen Eiterungen ansetzbar.

Die Eröffnung von Phlegmonen an anderen Körperregionen, z. B. auch am Unterarm, sind nach Nr. 2146 zu berechnen.

2213 *Abtragung ausgedehnter Nekrosen im Hand- oder Fußbereich, je Sitzung* **250**

Die Leistung ist begrenzt auf den Hand- oder Fußbereich. Ferner muß es sich um ausgedehnte Nekrosen handeln. Ausgedehnt bedeutet nicht nur die Berücksichtigung der Oberfläche sondern auch die Ausdehnung der Nekrose in die Tiefe. So kann auch eine Nekrose, welche der Oberfläche nach klein ist, als ausgedehnt bezeichnet werden, wenn sie tiefere Strukturen erfaßt. Zur näheren Bestimmung des Begriffes „ausgedehnt" verweisen wir auf die Anmerkung vor I. Wundversorgung in Kap. N: Chirurgie/Orthopädie.

Auch die Resektion von nekrotischen Sehnen oder Sehnenanteilen ist in der 2213 inbegriffen.

Obwohl die Abrechenbarkeit je Sitzung gegeben ist, ist der mehrfache Ansatz der Nr. 2213 gerechtfertigt, wenn mehr als eine Hand oder ein Fuß je Sitzung behandelt werden.

Zur Abgrenzung der Nr. 2213 gegenüber der Nr. 2021 verweisen wir auf die Kommentierung dieser Nummer.

2215 *Einbringen einer oder mehrerer Spüldrainagen in Gelenke, Weichteile oder Knochen über einen gesonderten Zugang, ggf. einschl. Spülung* **180**

Bei operativen Eingriffen kann Nr. 2215 nur berechnet werden, wenn eine Spüldrainage über einen gesonderten Zugang angelegt wird.

Saugdrainagen (z. B. Redon-Drainagen) sind nach Nr. 2030 berechenbar.

Die Pleuradrainage ist nach Nr. 2800, die Drainage des Mediastinums nach Nr. 2802 und die perkutane Gallengangsdrainage nach Nr. 2215 zusätzlich zu Nr. 315 berechnungsfähig. „ggf. einschl.

Spülung": die erste Spülung beim Einbringen der Drainage ist Bestandteil der Nr. 2215. Weitere Spülungen in anderer Sitzung nach Nr. 2216.

2216 *Spülung bei liegender Drainage*   **60**

Die Nr. 2216 ist berechnungsfähig sowohl bei über einen gesonderten Zugang angelegten Drainagen als auch bei Drainagen, welche aus der Operationswunde herausgeleitet wurden, z. B. auch Drainagen von infizierten Wunden und Höhlen (auch Bauchhöhle).

2220 *Operation eines Ganglions an einem*   **700**
Hand-, Fuß- oder Fingergelenk
(Z.-Nr. 81 bzw. 86)

Gemeint ist das sog. „Überbein", welches von der Gelenkkapsel oder der Sehnenhülle in Höhe des Handgelenkes oder Fußgelenkes ausgeht, jedoch auch das Ganglion an einem Fingergelenk.
Mit der Nr. 2220 wird die Exstirpation des Ganglion „in toto" abgegolten einschließlich der Freipräparierung von den umgebenden Strukturen (Sehnen, Nerven, Gefäße, Gelenkkapsel). Ist nach Abtragung eine Gelenknaht erforderlich, so ist diese in der Leistung mitenthalten. Nach Nr. 2220 ist auch die Operation der kleinen Beugesehnenganglien an Fingern abzurechnen.

2221 *Exstirpation eines Tumors der Finger*   **600**
oder Zehenweichteile (z. B. Hämangiom) (Z.-Nr. 81 bzw. 86)

Zu den Weichteilen gehört auch die Haut. Unter Nr. 2221 fallen daher nicht nur die Tumoren der tieferen Weichteilschichten, sondern auch die Tumoren der Haut. Die Nr. 2221 ist hiermit eine Spezialbestimmung gegenüber der Nr. 2100 ff., die den besonderen anatomischen Gegebenheiten bei den Eingriffen an Fingern Rechnung trägt.
Zu den Weichteiltumoren der Finger gehören z. B. neben dem Hämangiomen Lipome, Rheumaknötchen, Glomustumore, Xynthome, Granulome, Epithelwucherungen, myxomatöse Zysten, Gichtknoten, Karzinome etc.
Die medizinisch indizierte Exzision einer Warze am Finger mit Naht der Wunde fällt unter Nr. 2100. Die Entfernung bis zu 5 Warzen mit dem scharfen Löffel durch Kauterisation oder chemochirurgisch fällt unter Nr. 905. Welche Methode im Einzelfall anzuwenden ist, muß der Arzt auch unter dem Gesichtspunkt der Wirtschaftlichkeit entscheiden.

2222 *Operative Beseitigung einer Schnü-*   **700**
furche an einem Finger mittels Z-Plastik (Z.-Nr. 81 bzw. 86)

Allgemeine Bestimmung: neben den Leistungen nach den Nrn. 2270 und 2271 ist die Leistung nach Nr. 2222 nicht berechnungsfähig.
Hierunter fallen nicht nur die einschnürenden Furchen bzw. Schnürringe an einem Finger infolge z. B. kontrakter Hautnarben, sondern auch die im Rahmen der peripheren Hypoplasien auftretenden Fehlbildungsformen der Schnürringe, Weichteilbürzel und kolbigen Auftreibungen, ebenso das Ainhum-Syndrom – Gafeira (im portugiesischen Sprachgebrauch), Dactylolysis spontanea. In Kombination mit Defektpseudarthrosen sind hier selbstverständlich außer der Z-Plastik weitere Eingriffe z. B. Aufstockungsoperationen oder Überbrückungsplastiken notwendig. Diese sind getrennt berechenbar.
Es ist für den Ansatz der Nr. 2222 unerheblich, wieviele Z-Plastiken und Sitzungen zur Behebung einer Schnürfurche erforderlich sind.
Sind jedoch an einem Finger etagenartig mehrere Schnürringe vorhanden, so ist die Nr. 2222 auch mehrfach ansetzbar.

2225 *Sehnenscheidenstenosenoperation, ggf.*   **400**
einschl. Probeexzision (Z.-Nr. 80 bzw. 85)

Typisches Beispiel einer Sehnenscheidenstenosenoperation ist die Operation eines schnellenden Fingers oder Daumens, wobei sich die Stenose auf den engen Bereich des Ringbandes beschränkt. Liegt ein ausgedehnterer stenosierender Prozeß an der Sehnenscheide vor, ist die Nr. 2226 abzurechnen. Die Tendovaginitis stenosans de Quervain fällt unter die Nr. 2226.

2226 *Operation der Tendosynovitis im Be-*   **800**
reich eines Handgelenkes oder der Anularsegmente eines Fingers (Z.-Nr. 81 bzw. 86)

Die Nr. 2226 bezieht sich auf die Operation langstreckiger Tendosynovitiden an den Strecksehnen- und Beugesehnenfächern im Bereich des Handgelenkes und der Anularsegmente eines Fingers. Die Nr 2226 kann aber auch für die Tendosynovitiden des Fußes angesetzt werden.

Die Angabe „im Bereich des Handgelenkes" kennzeichnet lediglich die Lokalisation des Eingriffes und schließt die mehrfache Berechnungsfähigkeit der Nr. 2226 nicht aus, wenn ein Eingriff an mehreren Sehnenscheiden- oder fächern im Handgelenksbereich notwendig ist. Diese Auffassung bestätigt der 2. Teil der Legende, der auf die Operation an *einem* Finger abstellt.

Die Operation einer Tendosynovitis ist kein notwendiger Bestandteil der Operation des Karpaltunnelsyndroms. Falls sie, an den Beugesehnenfächern des Handgelenkes wegen entzündlicher Veränderungen in zeitlichem Zusammenhang mit der Operation eines KTS erfolgt, so ist sie trotzdem ein selbständiger Eingriff mit eigener Zielsetzung und damit zusätzlich berechenbar. Der gegenteiligen Ansicht von Wezel/Liebold (10–526, Stand 1. 4. 1991) kann nicht beigetreten werden.

Die Operation der typischen Ringbandstenose ist nach Nr. 2225 berechenbar.

2227 *Sehnenscheidenradikaloperation* **1200**
(Tendosynovektomie), ggf. mit Entfernung von vorspringenden Kno-chenteilen und Sehnenverlagerung (Z.-Nr. 82 bzw 87)

Es handelt sich hier um die Synovektomie an Sehnenscheide oder Sehnenfach (Tendosynovektomie), häufig in der Rheumachirurgie an Händen und Füßen.

Werden bei diesem Eingriff notwendigerweise vorspringende Knochenteile mitentfernt und Sehnen verlagert, so sind diese Leistungen Bestandteile der Nr. 2227. „ggf." bedeutet, daß diese Leistung nicht zwingend Bestandteil der Nr. 2227 ist. Werden Tendosynovektomien an mehreren Sehnenscheiden- oder -fächern vorgenommen, so ist die Nr. 2227 mehrfach berechenbar.

2230 *Abtragung einer häutigen Verbindung* **400**
*zwischen Fingern oder Zehen
(Z.-Nr. 80 bzw. 85)*

Hierunter fällt die Operation der einfachen kutanen Syndaktylie ohne Vollhautdeckung und ohne Osteotomie. Auch häutige Verbindungen zwischen Fingern oder Zehen, welche posttraumatisch oder nach Verbrennungen aufgetreten sind und deren Beseitigung ohne Vollhautdeckung oder plastische Operationen möglich ist, fallen hierunter.

Bei Notwendigkeit der Vollhautdeckung oder Osteotomie fällt Nr. 2235 an.

2231 *Operation einer von einem Finger-* **1000**
oder Zehengelenk ausgehenden Doppelbildung, einschl. Seitenbandrekonstruktion, ggf. einschl. der Leistung nach Nr. 2230 (Z.-Nr. 82 bzw 87)

Die von einem Finger- oder Zehengelenk ausgehende Doppelbildung fällt unter den Begriff der numerischen Variationen, und zwar unter die Polydaktylien. Hier ist die Doppelbildung auf ein Gelenk begrenzt. Sind also an einem Finger 2 Gelenke befallen mit Doppelbildung, so ist die Nr. 2231 auch zweimal berechenbar. Ist eine Seitenbandrekonstruktion notwendig sowie die Abtragung einer häutigen Verbindung zwischen der Doppelbildung, so sind diese Leistungen in dieser Nummer mitenthalten.

Die operative Behandlung der in der Gebührenordnung nicht gesondert aufgeführten Fehlbildungen der Finger ist nach den Nrn. 95–98 zu berechnen.

2235 *Operation der Syndaktylie mit Voll-* **1700**
*hautdeckung, ggf. einschl. Osteotomie
(Z.-Nr. 83 bzw. 88)*

Die meisten Fälle von ossärer Syndaktylie treten im Rahmen des Apert-Syndroms auf. Neben den verschiedenen Schweregraden der Apert-Hände gibt es noch zahlreiche Varianten der ossären Syndaktylie. Auch hier ist die Trennung zweier verschiedener Finger oder Zehen gesondert zu berechnen.

Berücksichtigt man Kompliziertheit und notwendige Operationsdauer, z. B. beim Typ 3 der Apert-Hand (Löffelhand), wo komplette Syndaktylien aller Finger bestehen, so ist offensichtlich, daß der einmalige Ansatz der Nr. 2235 nicht leistungskonform wäre.

Da beim Typ 3 die Bildung einer funktionstüchtigen Daumencommissur einen Rundstiellappen erfordert, ist die getrennte Berechnung dieser Hautlappenplastik gerechtfertigt; der Rundstiellappen geht weit über eine Vollhautdeckung hinaus, was

Aufwand und Schwierigkeit der Operation betrifft: (2165 ff.)

2236 *Operation einer Hand- oder Fußmiß-* **2000**
bildung an Knochen, Sehnen und Bändern (Z.-Nr. 83 bzw 88)

Hierunter fallen die Operationen von Hand- oder Fußfehlbildungen, für die es keine spezielleren Gebührennummern gibt. Zusätzlich berechnungsfähig sind mikrochirurgische Maßnahmen an Gefäßen und Nerven. Erwähnt sind in der Legende Knochen, Sehnen und Bänder.
Die Leistung nach Nr. 2236 ist nur berechnungsfähig, wenn sich die Operation auf diese 3 Strukturen erstreckt.
Erfolgt der Eingriff nur an einer der genannten Strukturen, ist die dafür einschlägige Gebührennummer zu berechnen, so z. B. die Nr. 2251 oder 2260 – so auch Kölner Kommentar.
Erfordert die Operation der Hand- oder Fußmißbildung mehrere Schritte, so ist die Nr. 2236 mehrmals ansetzbar. Dafür spricht auch die Bewertung der Leistung. Außerdem ist nicht auszuschließen, daß u. U. die weiteren Operationen evtl. von anderen Ärzten vorgenommen werden.
In Betracht kommen für die Operationen nach Nr. 2236 z. B. Doppelbildung des ganzen Kleinfingers mit Metacarpalgabel, die „numerischen Variationen" (Poly- und Oligodaktylien), die „metrischen Variationen" (Störungen der Längendifferenzierung), sofern die Voraussetzungen entsprechend der Legende erfüllt werden. Deswegen gehören hierzu die Symbrachydaktylien mit ihrer Unterteilung in 4 Gruppen. Ferner die Spalthand, die Klumphand, Klumpfuß, der Riesenwuchs der Hand.
Bei der radialen oder auch ulnaren Klumphand, bei welchen Hypoplasien und Aplasien des Radius bzw. der Ulna vorliegen und zusätzlich Korrekturosteotomien am Radius oder der Elle vorgenommen werden müssen, sowie Maßnahmen an den Sehnen im Bereich des Unterarmes und der Muskulatur, ist der Leistungsinhalt der Nr. 2236 überschritten, da hier gleichzeitig Korrekturoperationen am Unterarm notwendig sind. Diese sind dann getrennt berechenbar.
Sind bei der radialen und ulnaren Klumphand zur Sanierung der Fehlbildung weitere operative Maßnahmen proximal von der Hand oder Fuß erforderlich, so werden sie durch Nr. 2236 nicht abgegolten.

2240 *Muskel- und/oder Fasziennaht, ggf.* **600**
einschl. Versorgung einer frischen Wunde (Z.-Nr. 81 bzw 86)

Und/oder bedeutet, daß der Leistungsumfang erfüllt ist, wenn eine der Stukturen genäht wird, daß aber auch die Naht zweier Strukturen mit der Nr. 2240 abgegolten ist. Diese Kumulierung bezieht sich aber nur auf eine anatomische Einheit. Sind mehrere Muskel oder Faszien zu versorgen, kann die Nr. 2240 mehrfach berechnet werden.
Auch nichttraumatische Schädigungen können Nähte obiger Strukturen erfordern. (z. B. sponatner Muskelriß)
Das „gegebenenfalls einschl. Versorgung einer frischen Wunden" bedeutet nur, daß, sofern die Wundversorgung erbracht wurde, diese nicht gesondert berechnet werden kann. Die Wundversorgung ist in der Nr. 2240 eingeschlossen.
Die Berechnung der Nr. 2040 entfällt, wenn sie notwendiger Bestandteil einer umfassenderen Leistung ist, z. B. bei Knochen- und Gelenkoperationen, auch bei Varizenoperationen und neben Nr. 2246.

2245 *Präparation und Naht einer Streck-* **1000**
sehne, ggf. einschl. Versorgung einer frischen Wunde (Z.-Nr. 82 bzw. 87)

Hier wird erstmals in einer Gebührenordnung der unterschiedliche Schwierigkeitsgrad zwischen der Naht einer Strecksehne und einer Beugesehne – Nr. 2246 – gewürdigt. Neben der Nr. 2245 sind die Nrn. 2000 bis 2005 bei Versorgung derselben Wunde nicht berechnungsfähig.
Die Versorgung einer Teilruptur der Strecksehne ist ebenfalls nach Nr. 2245 berechnungsfähig.

2246 *Präparation und Naht einer Beuge-* **1250**
sehne ggf. einschl. Versorgung einer frischen Wunde, oder Naht und plastische Versorgung einer Achillessehne oder Quadrizepssehne, ggf. einschl. der Leistung nach Nr. 2240 (Z.-Nr. 82 bzw 87)

Sowohl Präparation und Naht einer Beugesehne entsprechen der Nr. 2246 als auch die Naht und plastische Versorgung einer Achillessehne, so z. B. mittels Plantarisdurchflechtung bzw. örtlich plastische Methoden (Umkippplastik, Griffelschachtelplastik etc.).

Die Naht und plastische Versorgung der Quadrizepssehnenverletzung fällt unter die Nr. 2246. Notwendige Muskel- oder Fasziennähte sind in der Leistung nach Nr. 2246 enthalten, ebenso die Versorgung einer frischen Wunde nach Nummern 2000–2005 an gleicher Stelle. Auch die operative Versorgung einer Teildurchtrennung der Achillessehne fällt unter Nr. 2246.

2250 *Präparation und Durchtrennung einer Sehne oder eines Muskels, als selbständige Leistung* **500**

Hierunter ist die offene operative Sehnen- oder Muskeldurchschneidung gemeint. Nach Durchtrennung der Haut und der darunterliegenden Schicht wird die entsprechende Sehne oder der Muskel freipräpariert und durchtrennt.
„...als selbständige Leistung..." bedeutet, daß die Durchtrennung von Sehnen oder Muskeln im Rahmen anderer Operationen mit differentem Leistungsziel nicht nach Nr. 2250 berechenbar ist, da dann keine selbständige Leistung nach Nr. 2250 vorliegt.
Nach Nr. 2250 ist auch die Operation der Epikondylitis humeri nach Hohmann zu berechnen, während die Denervation nach Wilhelm nach 2466 abrechenbar ist.

2251 *Raffung, Verkürzung, Verlängerung oder plastische Ausschneidung einer Sehne, einer Faszie oder eines Muskels, als selbständige Leistung (Z.-Nr. 82 bzw. 87)* **950**

Ein typisches Beispiel für eine Sehnenverkürzung oder Raffung ist die Raffnaht nach Georg in Höhe der Langfingerendgelenke bei veralteten Strecksehnenverletzungen.
Wenn auch Nr. 2251 unter III. Extremitätenchirurgie aufgeführt wird, so können diese Leistungen nicht nur im Bereich der Extremitäten, sondern auch an übrigen Körperregionen erbracht werden.
Die Nr. 2251 kann für jede einzelne Sehnen-, Faszien- oder Muskelverlängerung oder plastische Ausschneidung, auch für Raffung und Verkürzung, berechnet werden, also auch mehrmals nebeneinander. Gemeint ist die Verlängerung ohne Zwischenschaltung freier Transplantate, z. B. bei der Sehnenverlängerung, die Z-förmige Sehnenverlängerung mit laterolateraler Naht oder die Sehnenverlängerung nach Bunnell.

Die plastische Ausschneidung von Sehnen, Faszien oder Muskeln kommt z. B. bei der ischämischen Volkmann-Kontraktur in Betracht. und auch bei krankhaften Muskelhypertrophien, bei plastischen Ausschneidungen von Sehnen – Tendolysen, wie sie sie nach primären Handverletzungen oder nach Sehnenrekonstruktionen, Phlegmonen auftreten können.
„...als selbständige Leistung...": Hier wird auf die entsprechende Anmerkung unter Nr. 2250 verwiesen.

2255 *Operative Lösung von Verwachsungen um eine Sehne, als selbständige Leistung (Z.-Nr. 82 bzw 87)* **950**

Hier handelt es sich um die operative Lösung von Verwachsungen um eine Sehne, meist im Handbereich (Streck- oder Beugesehnen), und zwar als selbständige Leistung.

2256 *Operative Lösung von Verwachsungen um mehrere Sehnen, als selbständige Leistung (Z.-Nr. 82 bzw 87)* **1300**

Hier wird auf Text nach Nr. 2255 verwiesen.
Bei Nr. 2256 ist die operative Lösung von Verwachsungen um mehrere Sehnen Voraussetzung der Berechnungsfähigkeit.

2260 *Verpflanzung einer Sehne oder eines Muskels (Z.-Nr. 82 bzw. 87)* **1100**

Es handelt sich hier keinesfalls um eine freie Sehnenverpflanzung – s. Nr. 2266 –, sondern um eine sog. „Transposition", d. h. um eine Verlagerung eines Sehnen- oder Muskelabschnittes in benachbarte Bezirke. Ziel ist die Behandlung verschiedener Erkrankungen oder Verletzungen oder deren Folgen, z. B. nach Bandschäden und irreparablen Nervenlähmungen. Erreicht werden kann dies durch die Versetzung einer Sehne oder deren muskulotendinösen Einheit auf Band-, Sehnen- oder Muskelverlauf oder Verankerung und Verpflanzung an deren Bandresten oder auch am Knochen.
Die Sehnenverpflanzungen haben in der Behandlung von Kapselbandläsionen und Nervenlähmungen eine weite Verbreitung gefunden; auf die hier standardisierten OP-Verfahren wird verwiesen.
Werden mehrere Sehnen oder Muskeln verpflanzt, so ist die Nr. 2260 mehrfach berechenbar.

Nr. 2260 betrifft ausschließlich Maßnahmen an den Weichteilen – unbeschadet der evtl. notwendigen Verankerung am Knochen. Werden zusätzlich Maßnahmen am Knochen erforderlich, so sind diese getrennt berechenbar.
Nr. 2260 nicht berechnungsfähig neben den Nrn. 2261, 2381, 2382.

2261 *Stellungskorrektur der Hammerzehe* **1200**
mit Sehnenverpflanzung und/oder plastischer Sehnenoperation, ggf. einschl. Osteotomie und/oder Resektion eines Knochenteils
(Z.-Nr. 82 bzw. 87)

Beispielhaft angeführt sei hier die Operation nach Hohmann. Das Leistungsziel der Nr. 2261 ist die Stellungskorrektur der Hammerzehe mittels einer Sehnenverpflanzung und/oder einer plastischen Sehnenoperation. Falls beides durchgeführt wird, ist die Nr. 2261 nur einmal berechenbar. Wird eine Resektion eines Knochenteils und/oder eine Osteotomie an der Zehe zusätzlich vorgenommen (wie bei der typischen Hohmann-Operation), so ist dies ebenfalls mit Nr. 2261 abgegolten.
Werden diese Eingriffe nebeneinander an verschiedenen Zehen vorgenommen, so ist Nr. 2261 mehrfach berechenbar. Mittelfußosteotomien sind von der Nr. 2261 nicht abgedeckt.
Osteosynthetische Maßnahmen sind nicht in 2261 enthalten.
Auch die verschiedenen Modifikationen der Hohmann-Operation und die Operation der Digitus V superductus können nach Nr. 2261 abgerechnet werden.
Nr. 2260 neben 2261 nicht berechenbar.
Die unter Umständen erforderliche Mobilisierung einer kontrakten Hammerzehe ist Leistungsinhalt der Nr. 2261.

2265 *Operative Herstellung eines Sehnen-* **1650**
bettes einschl. einer alloplastischen Einlage an der Hand
(Z.-Nr. 83 bzw. 88)

Typisches Beispiel hierfür ist die zweizeitige Beugesehnentransplantation. Hier wird nach Verwachsungen und Narbenbildungen für die später zu transplantierende Sehne ein gleitfähiges Sehnenbett geschaffen. Meistens wird zur Bildung eines späteren Sehnenkanals ein Silastikstab eingelegt.

Nach der Legende ist die Leistung auf die Hand begrenzt. Analog ist sie auch für den Fuß berechenbar. Für die Herstellung mehrerer Sehnenbette kann die Nr. 2265 mehrfach berechnet werden.

2266 *Freie Sehnentransplantation* **1650**
(Z.-Nr. 83 bzw. 88)

Im Gegensatz zu Nr. 2260 handelt es sich um eine freie Sehnentransplantation, d. h. die zu verpflanzende Sehne wird vollständig aus ihrem Gewebsverband herausgelöst.
Die Leistung umfaßt die Freipräparierung und Entnahme der Sehne, die Versorgung der Sehnenstümpfe am Ort der Entnahme sowie die Wiedereinpflanzung.
Die freie Sehnentransplantation setzt nicht immer die vorherige Herstellung eines Sehnenbettes voraus (2265).
Es gibt weitere freie Sehnentransplantationen, bei welchen keine Verpflanzung in ein vorher gebildetes Sehnenbett erfolgt, z. B. freie Transplantation von Strecksehnen im Bereich der Hand (streckseitige Sehnenersatzoperation zur Korrektur der Krallenhand nach P.W. Brand bei Ulnarislähmung).
Auch können freie Sehnentransplantate im Bereich von Beuge- und Strecksehnen sowohl am Unterarm und in der Hohlhand als auch im Bereich des Fußes und Unterschenkels ohne vorherige Bildung eines Sehnenkanals vorgenommen werden.

2270 *Operation der Dupuytren'schen-Kon-* **1200**
traktur mit teilweiser Entfernung der Palmaraponeurose, ggf. einschl. Verschiebeplastik(en) und/oder Entfernung von Strangbildungen an den Fingern (Z.-Nr. 82 bzw. 87)

2271 *Operation der Dupuytren'schen-Kon-* **1900**
traktur mit vollständiger Entfernung der Palmaraponeurose, ggf. einschl. Verschiebeplastik(en) und/oder Entfernung von Strangbildungen an den Fingern (Z.-Nr. 83 bzw. 88)

2272 *Zuschlag zu den Leistungen nach den* **400**
Nrn. 2270 oder 2271 bei Operation eines Rezidivs oder bei Arthrolysen und/oder Lösung von Gefäßnervenbündeln an jeweils bis zu zwei Fingern

Allgemeine Bestimmung: Neben den Leistungen nach den Nrn. 2270 und 2271 ist die Leistung nach Nr. 2222 nicht berechnungsfähig.

Allgemeine Bemerkungen zu 2270–2272

Die Dupuytren'sche-Kontraktur ist eine Erkrankung der straffen Bindegewebsfasern der Palmarseite der Hand und der Finger.
Die narbige Schrumpfung der Bindegewebsfasern führt bei Fortschreiten des Prozesses zur Beugekontraktur der Finger.
Bei der Operation wird das geschrumpfte Gewebe ganz oder teilweise entfernt.
Die Legenden der Nrn. 2270 und 2271 beschreiben 2 Formen der Dupuytren'schen-Kontraktur mit unterschiedlicher Ausbreitung. Abgedeckt ist durch den Wortlaut der Gebührenordnung jeweils die Entfernung der narbigen Veränderungen des Bindegewebes aus der Hohlhand und an den Fingern. Soweit Nerven und Gefäße nur verdrängt, aber nicht umwachsen sind, stellt ihre Präparation keine zusätzlich Leistung dar.
Bei hochgradigen Dupuytren'schen-Kontrakturen kommt es unter Umständen nicht nur zu einer Verdrängung, sondern zu einer Ummauerung der Gefäß-Nerven-Bündel und zu einer Schrumpfung der Gelenkkapsel.
Die Ummauerung eines oder beider Gefäß-Nerven-Bündel eines Fingers erfordert eine sorgfältige Präparation, evtl. auch unter mikrochirurgischen Bedingungen, um die Gefäß-Nerven-Bündel aus der Umklammerung herauszulösen.
Die Gebührenordnungen bewerten in der Nr. 2272 bis zu 4 dieser zusätzlichen Neurolysen lediglich mit insgesamt 400 Punkten. Damit werden sie der Komplexität, der Schwierigkeit und dem Zeitaufwand derartiger handchirurgischer Eingriffe in keiner Weise gerecht, vor allem wenn man bedenkt, daß eine einzelne Neurolyse nach Nr. 2935 mit 1000 Punkten vergütet wird.
Bei geschrumpfter Kapsel eines Fingergrund- oder Mittelgelenkes ist es oft nicht möglich, die Beweglichkeit nur mit manueller Redression wieder herzustellen. Es sind dann operative Maßnahmen im Sinne einer Arthrolyse notwendig.
Eventuell erforderliche freie Hauttransplantationen sind zusätzlich berechenbar, da die Nrn. 2270–2271 nur örtliche Verschiebeplastiken miteinschließen.

Für das Einlegen einer oder mehrerer Redon-Drainagen ist die Nr. 2030 zusätzlich abrechenbar.
Die Schwierigkeit der örtlichen Verhältnisse kann trotz größter Sorgfalt zu Gefäß- und Nervenverletzungen führen, die sofort versorgt werden müssen, weil es sonst zu Durchblutungs- und bleibenden Gefühlsstörungen kommt. Für die dazu erforderlichen mikrochirurgischen Gefäß- und Nervennähte sind die Nr. 2842 bzw. 2947 ansetzbar.

Besondere Bemerkungen

Mit *Nr. 2270* wird die teilweise Entfernung der Palmaraponeurose aus der Hohlhand abgegolten, dabei kann der Eingriff evtl. nur auf die Entfernung der veränderten Anteile im Bereich eines Mittelhandstrahls beschränkt sein.
Die *Nr. 2271* ist nur dann ansetzbar, wenn die Palmaraponeurose komplett entfernt wird. Da in vielen Fällen nicht die ganze Hohlhand von Veränderungen im Sinne einer Dupuytren-Kontraktur betroffen ist, heißt dies, daß auch die unveränderten Anteile mit exstirpiert werden müssen, damit der Leistungsinhalt der Nr. 2271 erfüllt ist.
Die *Nr. 2272* ist berechnungsfähig bei Arthrolysen und/oder Lösung von Gefäßnervenbündeln an 1–2 Fingern. Bei einer Rezidivoperation ist in jedem Falle 2272 berechenbar, evtl. auch zusätzlich zur Berechnung einer Arthrolyse bzw. einer Lösung von Gefäßnervenbündeln.
Werden mehr als 2 Finger behandelt, so kann die Nr. 2272 auch zweimal angesetzt werden.

2275 *Operation des Karpal- oder Tarsal-* **1650**
tunnelsyndroms mit Dekompression
von Nerven (Z.-Nr. 83 bzw 88)

Die Dekompression des Karpaltunnels bzw. des Tarsaltunnels umfaßt die Freilegung des N. medianus bzw. tibialis posterior, die Spaltung des lig. carpi von entzündlichem epineuralen Gewebe, ebenso die Freipräparierung und Isolierung des zum Daumenballen ziehenden motorischen Nervenastes sowie des rein sensiblen R. palmaris.
Da die Operation des Karpaltunnelsyndroms vor allem in der Neurolyse des N. medianus und seiner Äste besteht, kann dafür eine Neurolyse nach Nr. 2935 nicht zusätzlich berechnet werden, es sei denn, sie erfolgt an einem anderen Nerven, z. B.

bei einer gleichzeitigen Dekompression des N. ulnaris.

Die ggf. notwendige Resektion der Sehne des M. palmaris longus ist Inhalt der Leistung nach Nr. 2275. Dagegen kann eine, beim posttraumatischen KTS nach Radiusfraktur erforderlich Umstellungsosteotomie zusätzlich berechnet werden, ebenso eine Sehnenscheidenradikaloperation, da es sich dabei um zusätzliche, selbständige Eingriffe handelt und nicht um notwendige Bestandteile einer Operation des Karpaltunnelsyndroms. Dies gilt im Gegensatz zur Auffassung von Wezel/Liebold (S. 10–526, Stand 1. 4. 91) auch dann, wenn in zeitlichem Zusammenhang mit der Operation eines KTS ein Eingriff nach Nr. 2226 an den entzündlich veränderten Beugesehnenfächern des Handgelenkes erfolgt.

Die Dekompression von Nerven nach Nr. 2275 bezieht sich ausschließlich auf das Karpal- oder Tarsalsyndrom, nicht auf die Dekompression sonstiger Nerven.

2280 *Amputation oder Exartikulation eines* **500**
Fingers oder eine Zehe oder Amputation eines Finger- oder Zehgliedteils, einschl. plastischer Deckung
(Z.-Nr. 81 bzw. 86)

Unter diese Nummer fallen sowohl Amputationen als auch Exartikulationen für sich allein als auch in Verbindung mit örtlich plastischen Maßnahmen zur Stumpfdeckung. Freie Transplantationen der verschiedensten Art sind hingegen gesondert berechenbar.

2281 *Amputation eines Fingerstrahles in* **1200**
der Mittelhand, eines Zehenstrahles im Mittelfuß oder eines Mittelhand- oder Mittelfußknochens oder Exartikulation einer Hand oder eines Fußes, einschl. plastischer Deckung
(Z.-Nr. 82 bzw. 87)

„...einschl. plastischer Deckung": Hier wird auf die Bemerkungen unter 2280 verwiesen.

2282 *Amputation im Oberarm-, Unterarm-,* **1700**
Oberschenkel- oder Unterschenkelbereich oder Exartikulation in einem Ellenbogen-, Schulter- oder Kniegelenk, einschl. plastischer Deckung
(Z.-Nr. 83 bzw. 88)

„...einschl. plastischer Deckung": Hier wird auf die Bemerkungen unter 2280 verwiesen.

Nachamputationen an den oben beschriebenen Gliedmaßen – auch zur Korrektur schlechter Stümpfe – fallen ebenfalls unter die Nrn. 2280, 2281 bzw. 2282 je nach Lokalisation. Kommen z. B. Lappenplastiken aus der unmittelbaren Umgebung des Stumpfdefektes vor, so sind diese mit den entsprechenden Nrn. abgegolten; so z. B. die Visierplastik nach Samter- v. Ruediger. Erfolgen hingegen Lappenplastiken aus anderen Körperteilen bzw. freie Transplantationen, so sind diese gesondert berechenbar.

Zur Weichteildeckung gehört auch die Myoplastik. Sind jedoch osteoplastische Maßnahmen erforderlich, z. B. bei der tiefen Oberschenkelamputation nach Gritti-Stokes bzw. bei der Fußamputation nach Spitzy oder Modifikation nach Le Fort, so sind diese gesondert berechenbar. Das gleiche gilt für die von Mittelmeier wieder aufgegriffene angepaßte perkutane intraossäre Prothesenverankerung.

IV. Knochenchirurgie

Osteosynthesen nach den Nrn. 2340 bis 2347 schließen eine in gleicher Sitzung, an demselben Knochen ggf. erfolgte Einrichtung nach den Nrn. 2310 bis 2326 ein.

Allgemeine Bemerkungen

Nach der Präambel schließen Osteosynthesen eine an demselben Knochen in gleicher Sitzung durchgeführte Reposition ein. Besteht jedoch zwischen der Reposition und dem Eingriff ein zeitlicher Abstand, so können beide Leistungen abgerechnet werden.
Dies ist beispielsweise der Fall, wenn bei einer Luxationsfraktur im Sprunggelenk die sofortige Reposition erfolgt und in einer zweiten Sitzung nach entsprechender Vorbereitung die Osteosynthese erfolgt.
Ein mißglückter Repositionsversuch ist nicht berechenbar, weil es sich um eine nicht vollständig erbrachte Leistung handelt.
Unter Osteosynthesen versteht man alle operativen Verfahren, bei denen mit alloplastischem Material eine vorübergehende oder dauernde Vereinigung von Knochen herbeigeführt wird. Bekannt und verbreitet sind Osteosynthesen mit Schrauben, Platten, Zuggurtungen, Spickdrahtosteosynthesen, sowie alle Verfahren der intramedullären Schienung (z. B. die Marknagelung). Auch ein Fixateur externe oder eine Verbundosteosynthese fallen, soweit nicht im Einzelnen anders definiert, unter den Begriff der Osteosynthese.
Grundsätzlich kann an jedem Röhrenknochen nur eine Osteosynthese berechnet werden, auch wenn mehrere Platten, Nägel oder Schrauben notwendig sind. Dasselbe gilt, wenn im Falle einer Verriegelungsnagelung von separaten Zugängen die Verriegelungsbolzen eingebracht werden.
Ausnahmen gelten für Osteosynthesen am Olekranon, Innenknöchel oder Außenknöchel (Nr. 2342), sowei für Tibiakopf- und Pilon-tibial- und Schenkelhalsbrüche (Nr. 2346). Das gleiche gilt sinngemäß für Oberarmkopfbrüche und sog. Kettenfrakturen, beispielsweise Schaftfrakturen, die mit einer Gelenkfraktur kombiniert sind, wenn jede für sich mit einem eigenen Osteosyntheseverfahren versorgt wird (z.B. Schaftfraktur mit Nagel, Gelenkfraktur mit Platte).
Außerdem sind in Verbindung mit der Einrichtung von Frakturen und Osteosynthesen Anästhesien aller Art, perioperative Röntgenaufnahmen und Durchleuchtungen zusätzlich berechenbar. Dasselbe gilt für alle notwendigen retinierenden und ruhigstellenden Verbände.
Bei offenen Frakturen ist die Versorgung von Wunden zusätzlich nach den Nrn. 2000 und 2005 berechenbar. An tiefer liegenden Gewebestrukturen (Sehnen, Nerven, Arterien und Venen) notwendige Rekonstruktionen können nach den entsprechenden Nummern berechnet werden.
Besteht neben einer Fraktur eine Gelenkuxation, so können Reposition der Luxation und Behandlung der Fraktur nebeneinander berechnet werden, da es sich um zwei Leistungen mit unterschiedlicher Zielsetzung handelt.

Besondere Bemerkungen

2300 *Einrichtung der gebrochenen knöchernen Nase, ggf. einschl. Tamponade und Wundverband*   **250**

Es geht um die unblutige Reposition der Nase. Eine operative Versorgung kann ggf. nach den Nrn. 1425 oder 1426 abgerechnet werden.

2305 *Einrichtung des gebrochenen Brustbeins*   **200**

Nach Punktwert und Legende kann nur die konservative Reposition der Sternumfraktur gemeint sein. Sofern eine operative Einrichtung erforderlich ist, wird ggf. einschließlich der retinierenden Maßnahmen nach Nr. 95 ff. berechnet.

2310 *Einrichtung gebrochener Fingerendglied- und Zehenknochen* **80**

Die Nr. 2310 kann bei Einrichtungen von Endgliedbrüchen je Finger und je Zehe berechnet werden. Eine zur Stabilisierung nötige perkutane Drahtfixation ist nach Nr. 2340 zu berechnen.
Neben der Operation ist die Reposition nicht gesondert berechenbar.
(Siehe Allgemeine Bestimmungen)

2311 *Einrichtung eines gebrochenen Fingergrundglied-Fingermittelglied- oder Großzehenknochens* **150**

Siehe Kommentar zu Nr. 2310

2315 *Einrichtung eines gebrochenen Handwurzel-, Mittelhand, Fußwurzel- oder Mittelfußknochens* **250**

Mit der Nr. 2315 ist die geschlossene Reposition gebrochener Hand- und Fußwurzelknochen gemeint. Diese Nummer ist je Knocheneinrichtung einmal berechenbar (s. auch Kommentar zu Nr. 2310).

2320 *Einrichtung eines gebrochenen Oberarmknochens oder des gebrochenen Beckens* **500**

Diese Nr. gilt die geschlossene Reposition eines gebrochenen Oberarmknochens oder des gebrochenen Beckens ab.
Die operative Einrichtung und die Ostseosynthese sind nach den Nrn. 2345 (Oberarm) und 2347 (Becken) berechenbar.

2321 *Einrichtung gebrochener Unterarmknochen an einem Arm* **350**

Die Einrichtung der Radius- und Ulnafraktur ist an jedem Arm nur einmal berechnungsfähig, unabhängig davon, ob es sich um die Fraktur eines oder beider Unterarmknochen handelt. Abgegolten wird also damit sowohl die Einrichtung der isolierten Radius- oder Ulnafraktur als auch die beider Knochen.
Dagegen ist die Osteosynthese von Radius und Ulna für jeden Knochen gesondert berechenbar.

2325 *Einrichtung eines gebrochenen Oberschenkelknochens* **750**

Es geht um die geschlossene Reposition des Oberschenkelknochens. Wird zusätzlich eine Drahtextension nach Nr. 218 angelegt, so sind beide Leistungen nebeneinander berechenbar. Die Extension dient nicht nur zur Reposition, sondern sie dient vor allem auch dazu, die erreichte Stellung zu halten und einer Verkürzung des muskulären Apparates entgegenzuwirken.

2326 *Einrichtung gebrochener Unterschenkelknochen an einem Bein* **500**

Für die Reposition der Unterschenkelknochen gilt wie für die der Unterarmkmochen, daß die Nr. 2326 nur einmal angesetzt werden kann, wenn Tibia und Fibula geschlossen reponiert werden. Zur Drahtextension siehe Nr. 2325.

2330 *Aufrichtung gebrochener Wirbel im Durchhang* **800**

Nach dieser Methode werden Frakturen der BWS und LWS reponiert. Zur gleichzeitigen Reposition der Luxation von Wirbelgelenken siehe Kommtentar zu Nr. 2407.
Das operative Anlegen einer Extension am Schädel bei der Behandlung von Verletzungen der Halswirbelkörper oder bei Instabilitäten der HWS wird nach Nr. 2413 berechnet.

2335 *Operative Aufrichtung eines gebrochenen Wirbelkörpers und/oder operative Einrichtung einer Luxation eines Wirbelgelenks mit stabilisierenden Maßnahmen* **2500**

In der Legende sind weder untschiedliche Zugangswege noch die Wirbelsäulensegmente besonders genannt, obwohl der operative Aufwand erhebliche Unterschiede aufweisen kann. Wird gleichzeitig ein Zugang von dorsal und ventral notwendig, so ist wegen des erhöhten Zeitaufwandes die Berechnung der Nr. 95 ff. angemessen, damit sind auch eventuelle Knochentransplantationen abgegolten.

2336 *Operative Aufrichtung von zwei oder mehr gebrochenen Wirbelkörpern und/oder operative Einrenkung von zwei oder mehr Luxationen von Wirbelgelenken mit stabilisierenden Maßnahmen.* **3000**

Mit der Nr. 2336 werden Repositionen und Osteosynthesen an mehreren Wirbelkörpern abgegolten, auch wenn sie nebeneinander zu erbringen sind.
Dem Umfang derartiger Operationen wird die Bewertung nicht gerecht.

2340 *Stabilisierung einer Fraktur mittels perkutaner Drahtfixation (Z.-Nrn. 80/85)* **400**

Nr. 2340 ist z. B. zu berechnen, wenn eine reponierte Radiusfraktur loco typico oder eine suprakondyläre Humerusfraktur beim Kind mit Spickdrähten perkutan stabilisiert wird, unabhängig von der Anzahl der eingebrachten Drähte. Für die Fixation mehrerer Frakturen z. B. an einem Finger ist die Nr. 2340 mehrfach ansetzbar.

2341 *Osteosynthese eines kleinen Röhrenknochens oder einer Rippe (Z.-Nrn. 81/86)* **800**

Es geht um alle operativen Verfahren, z. B. Platten- und Schraubenosteosynthesen und Drahtcerclagen.
Zu den kleinen Röhrenknochen zählen die Finger- und Zehenknochen sowie die Mittelhand- und Mittelfußknochen.

2342 *Osteosynthese des Schlüsselbeins, des Olekranons, der Kniescheibe, des Innen- oder Außenknöchels oder eines Hand- oder Fußwurzelknochens (Z.-Nrn. 82/87)* **1400**

Nach Nr. 2342 werden alle Osteosyntheseverfahren an den vorgenannten Skelettanteilen abgerechnet. Aus der besonderen Benennung der einzelnen Skelettanteile ergibt sich, daß Osteosynthesen des Olekranons, des Innen- oder Außenknöchels stets gesondert berechenbar sind, obwohl sie jeweils großen Röhrenknochen angehören. Sie können zusätzlich zu den Eingriffen nach den Nrn. 2345 und 2346 berechnet werden.

2343 *Operation der Pseudoarthrose des Kahnbeins, der Handwurzel oder Arthrodese zwischen zwei Handwurzelknochen ggf. einschl. Implantation von autologem Material (Z.-Nrn. 83/88)* **2000**

Mit der Nr. 2343 werden die Matti-Russe-Plastik und ähnliche Operationsverfahren abgegolten. Die Spongiosaentnahme ist gesondert berechenbar, es sei denn das Material stammt aus einer Knochenbank. Da die Legende „einschließlich Implantation von autologem Material" lautet, kann die Nr. 2366 nicht zusätzlich angesetzt werden.

2345 *Osteosynthese eines großen Röhrenknochens (Z.-Nrn. 83/88)* **2000**

Zu den großen Röhrenknochen zählen Radius, Ulna, Humerus, Femur, Tibia und Fibula. Neben der Leistung nach Nr. 2345 sind die Leistungen nach den Nrn. 2342 und 2346 für die Osteosynthesen anderer Frakturen auch an denselben Knochen zusätzlich berechenbar.
Die Nr. 2345 ist für jede Form der Osteosynthese einschließlich der Anwendung eines Fixateur externe ansetzbar.

2346 *Osteosynthese eines Tibiakopfes, eines Pilon tibial, einer Hüftpfanne oder eines Schenkelhalses* **2500**

Danach berechenbar sind die an den genannten Skelettanteilen durchgeführten Osteosynthesen. Knochenentransplantationen sind zusätzlich ansetzbar.

2347 *Osteosynthese von Beckenringknochen, der gesprengten Symphyse oder einer gesprengten Kreuz-Darmbeinfuge* **2800**

Sind gleichzeitig Kreuz-Darmbeinfuge und Symphyse gesprengt, sind die jeweiligen Osteosynthesen nebeneinander berechenbar

2350 *Osteotomie eines großen Röhrenknochens oder des Beckens zur Umstellung, Verkürzung oder Verlängerung, auch als erste Sitzung einer mehrzeitigen Verlängerung, mit Osteosynthese oder Anbringen eines Distraktors, ggf. einschl. Implantation von autologem oder alloplastischem Material* **2500**

In der Legende sind alle für die aufgeführten Operationen erforderlichen Einzelschritte angegeben. Sie sind damit keine selbständig berechenbaren Leistungen. Zusätzlich berechenbar ist die eventuelle Entnahme von autologem Knochenmaterial.

Weitere Sitzungen zur Verlängerung sind unabhängig von den durchgeführten Einzelmaßnahmen jeweils nach Nr 2351 zu berechnen.

2351 *Osteotomie eines kleinen Röhrenknochens mit Osteosynthese oder Anbringen eines Distraktors oder jede weitere Sitzung zur Verlängerung eines großen Röhrenknochens im Anschluß an die Leistung nach 2350 (Z.-Nrn. 82/87)* **1200**

Eine eventuell nötige Implantation von autologem oder alloplastischem Material kann zusätzlich nach Nr. 2366 berechnet werden, da sie in der Legende der Nr. 2351 im Gegensatz zu Nr. 2350 nicht als Bestandteil der Leistung aufgeführt ist.

2352 *Osteotomie und/oder vollständige oder teilweise Resektion eines kleinen Knochens oder mehrer benachbarter kleiner Knochen mit Osteosynthese (Z.-Nrn. 83/88)* **1850**

Nr. 2352 kommt unter anderem bei Korrekturoperationen am Fuß in Betracht, jedoch nicht bei Operationen eines Hallux valgus. Diese sind nach den Nrn. 2381/2382 zu berechnen.

2360 *Entfernung perkutan eingebrachter Drähte* **150**

Es spielt keine Rolle, ob die Drähte perkutan extrahiert oder durch Incision entfernt werden. Blutsperre und Anästhesie sind zusätzlich berechenbar.
Bei der Entfernung mehrerer Drähte aus dem gleichen Knochen ist Nr. 2360 nur einmal ansetzbar.
Ist ein Spickdraht ganz in den Knochen eingewandert, so sind je nach der erforderlichen Leistung die Nrn. 2370 ff. oder 95 ff. angemessen.

2361 *Entfernung von Osteosynthesematerial aus einem kleinen Röhrenknochen, der Kniescheibe, der Rippe oder dem Schlüsselbein (Z.-Nrn. 80/85)* **450**

Wegen der Zuordnung zu kleinen und großen Röhrenknochen vergleiche Anmerkung zu Nr. 2341 und Nr. 2345.
Die Entfernung von Osteosynthesematerial ist für jeden Knochen gesondert nach Nr 2361 berechenbar, auch wenn sie von einem Schnitt, z. B. bei zwei benachbarten Mittelhandknochen, erfolgen kann.
Dagegen ist die Nr. 2361 nicht mehrfach ansetzbar, wenn aus einem Knochen mehrere Metallteile wie Schrauben, Platten oder Drähte entfernt werden.

2362 *Entfernung von Osteosynthesematerial aus einem großen Röhrenknochen oder einem Beckenknochen (Z.-Nrn. 81/86)* **700**

Zuordnung siehe Anmerkung zu Nr. 2345.
Nicht berücksichtigt wird der unterschiedliche Aufwand einer Metallentfernung. Zusätzlich sind die Nr. 2371 ff. berechenbar, wenn vor der Metallentfernung eine Knochenauf- oder abmeißelung erforderlich ist.

2365 *Entnahme von Knorpel- oder Knochenmaterial zur freien Verpflanzung (Z.-Nrn. 81/86)* **750**

Nach 2365 ist die Entnahme von Knochen- oder Knorpelmaterial zur freien Verpflanzung berechenbar, auch wenn die Implantation in der betreffenden Einzelleistung enthalten ist (Nrn. 2343, 2350, 2351).

2366 *Implantation von Knorpel, Knochen oder alloplastischem Material (Z.-Nrn. 81/86)* **750**

Nach Nr. 2366 ist die Implantation der genannten Materialien immer dann zu berechnen, wenn diese Leistung nicht in der Legende als Bestandteil der Operation definiert ist.
Die Nrn. 2365 und 2366 sind ggf. nebeneinander berechenbar. Die Implantation alloplastischen Materials zur Weichteilunterfütterung wird nach Nr. 2162 berechnet.

2370 *Probeausmeißelung aus einem Knochen oder Knochenaufmeißelung oder Nektrotomie an kleinen Knochen (Z.-Nrn. 81/86)* **500**

Außer den großen Röhrenknochen, den Wirbel- und Beckenknochen sowie den Knochen des Schädeldaches werden alle übrigen Knochen zu den kleinen Knochen im Sinne dieser Gebührennummer gerechnet (so auch Wezel-Liebold).

2371 *Knochenaufmeißelung und Nekroto-* **800**
mie an großen Röhrenknochen
(Z.-Nrn. 81/86)

Die Nr. 2371 gilt nach dem Wortlaut der Legende ausschließlich für die großen Röhrenknochen.

2372 *Knochenaufmeißelung oder Nekroto-* **1200**
mie am Becken (Z.-Nrn. 82/87)

Die Leistungen nach den Nrn. 2370 und 2372 werden z. B. bei Knochentumoren, Knochenzysten oder bei der Behandlung der Osteitis erbracht. Ist eine Spongiosaplastik notwendig, sind die Nummern 2365 und 2366 zusätzlich berechenbar.
Knochenaufmeißelungen und Nekrotomien an Wirbel- und Schädelknochen sind nach den Nrn. 95 bis 98 abzurechnen.

2375 *Resektion eines kleinen Knochens und* **1500**
ggf. eines benachbarten Gelenkanteils, ggf. einschl. Implantation von autologem Material
(Z.-Nrn. 82/87)

Nach dieser Nr. sind beispielsweise Resektionen von kleinen Knochen im Zusammenhang mit Knochentumoren und anderen Knochenerkrankungen berechenbar. Ggf. erforderliche Osteosynthesen sind zusätzlich berechenbar.

2376 *Operativer Ersatz eines Handwurzel-* **2200**
knochens durch Implantat

Hier einzuordnen ist außer der Implantation von alloplastischem Material auch die Sehnenplombe.

2377 *Resektion eines großen Knochens und* **2800**
ggf. eines benachbarten Gelenkanteils, ggf. einschl. Implantation von autologem Material

Gemeint sind resezierende Eingriffe an den großen Röhrenknochen (Definition s. unter Nr. 2345). Dabei ist mit der Nr. 2377 die gleichzeitige Resektion eines benachbarten Gelenkabschnittes ebenso abgegolten wie eine eventuelle Implantation von autologem Material. Dagegen können die Materialentnahme und ggf. erforderliche osteosynthetische Stabilisierungen gesondert berechnet werden.

2380 *Exostosen-Abmeißelung als selbstän-* **500**
dige Leistung (Z.-Nrn. 81/86)

Hierher gehört die Abmeißelung von Exostosen, wie sie häufig an den Wachstumsfugen von Jugendlichen vorkommen, ggf. auch die Operation einer Haglundferse.

2381 *Exostosen-Abmeißelung bei Hallux* **1250**
valgus einschließlich Sehnenverpflanzung (Z.-Nrn. 82/87)

Die Abmeißelung der Exostose ohne Sehnenverpflanzung ist nach Nr. 2380 zu berechnen.

2382 *Operation des Hallux valgus mit Ge-* **1800**
lenkkopfresektion und anschließender Gelenkplastik und/oder Mittelfußosteotomie einschl. der Leistungen nach den Nrn. 2380 oder 2381
(Z.-Nrn. 83/88)

In der Legende sind alle notwendigen Einzelschritte beschrieben. Erfolgt außerdem eine Osteosynthese, so ist sie zusätzlich berechenbar.

2385 *Steißbeinresektion (Z.-Nrn. 81/86)* **700**

Eine Steißbeinresektion im Rahmen einer Operation am Enddarm (z. B. beim ausgedehnten Rektumkarzinom) ist zusätzlich berechenbar.

2390 *Chemonukleolyse einer Bandscheibe* **1200**
einschl. Bildwandlerkontrolle

Intradiskale Injektion in einen Bandscheibenraum. Die präoperative Discographie ist zusätzlich nach Nr. 6090 berechenbar.

2391 *Operative Behandlung des Band-* **2600**
scheibenvorfalls in einem Segment, ggf. mikrochirurgisch, ggf. einschl. Fensterung oder (Teil-)Resektion des Wirbelbogens, Nervenwurzellösung, Prolapsabtragung und/oder Bandscheibenausräumung

Die Legende schließt alle, ggf. auch mikrochirurgischen Maßnahmen ein, die zur Dekompression der Nervenwurzel bzw. des Rückenmarkes notwendig sind, sofern es sich um ein Segment handelt. Sind mehrere Segmente betroffen, kommt Nr. 2392 zur Anrechnung.

2392 *Operative Behandlung des Bandscheibenvorfalls in zwei oder drei Segmenten ggf. mikrochirurgisch, ggf. einschl. Wirbelbogenresektion(en) Nervenwurzellösung(en), Prolapsabtragung (en) und/oder Bandscheibenausräumung(en)* **3200**

Die Operationen nach Nrn. 2391 und 2392 sind extrem unterbewertet.

2393 *Stabilisierende operative Maßnahmen wie Implantation von autologem oder alloplastischem Material, zusätzlich zu den Leistungen nach den Nrn. 2391 oder 2392* **600**

Zusätzlich zur dekomprimierenden Operation sind stabilisierende Maßnahmen jeder Art (Spongiosaplastik, Plattenosteosynthese, Fixateur externe und interne) berechenbar. Die Spongiosaentnahme ist nach 2365 zusätzlich berechenbar.

2395 *Operative Behandlung von Wirbelsäulenverkrümmungen durch Spondylodese einschl. Implantation von autologem oder alloplastischem Material, mit zusätzlicher Implantation einer metallischen Aufspreiz- und Abstützvorrichtung* **6700**

Die Legende schließt alle Teilschritte ein, die zur Erreichung dieses Zieles notwendig sind. Auf den Zugangsweg kommt es dabei nicht an.

2396 *Anlegen von Halo-Extensionen zur Vorbereitung der operativen Behandlung bei Skoliosen und Kyphosen* **1000**

Genau definierte Einzelleistung mit Angabe der Indikation. Die operative Anlage einer Extension am Schädel zur Behandlung von HWS-Verletzungen und HWS-Instabilitäten ist nach Nr. 2413 zu berechnen.

2397 *Wirbelkörperresektion mit Überbrückungsosteosynthese* **3700**

Dabei sind eine ggf. notwendige Spongiosaentnahme und -implantation nach den Nrn. 2365 und 2366 berechenbar.

V. Gelenkchirurgie

Allgemeine Bemerkungen

1. Unter Luxation oder Verrenkung versteht man die Verschiebung zweier oder mehrer durch ein Gelenk verbundener Knochenenden mit Überdehnung und ggf. Zerreißung des Kapsel-Band-Apparates.
2. Verrenkungen werden meist traumatisch verursacht; es gibt jedoch auch angeborene, paralytische und habituelle Verrenkungen.
3. Luxationen können komplett oder inkomplett sein. In der Bewertung der Einrenkung wird zwischen diesen beiden Formen nicht unterschieden.
4. Im Gegensetz zur GOÄ sind Verbände aller Art zusätzlich zur Einrenkung berechenbar.
5. Mißglückte Einrenkungsversuche sind als unvollständige Leistungen nach den „Allgemeinen Bestimmungen" - A 1. nicht berechnungsfähig.
6. Chirotherapeutische Eingriffe bei Blockierungen sind nach den Nrn. 3210 ff. abzurechnen.
7. Die Allgemeinen Bestimmungen nach der Nr. 2448 schließen im ersten Absatz die Berechnung der arthroskopischen Untersuchung (Nr. 2445) neben der Berechnung der arthroskopischen Operationen Nrn. 2446 bis 2448 aus.
Der zweite Absatz schließt Mehrfach- und Nebeneinanderberechnung der darin aufgeführten Leistungen aus.
Es sind dies:
   - 2422 Primäre Naht oder Reinsertion eines Bandes und/oder Naht der Gelenkkapsel eines Schalter-, Ellenbogen-, Hüft- oder Kniegelenks.
   - 2427 Plastischer Ersatz eines Kreuz- oder Seitenbandes am Kniegelenk.
   - 2430 Operation eines Meniskus
   - 2436 Operative Entfernung freier Gelenkkörper oder von Fremdkörpern aus einem Schulter-, Ellenbogen- oder Kniegelenk und/oder Glättung der Gelenkflächen
   - 2442 Synovektomie in einem Schulter-, Ellenbogen- oder Kniegelenk
   - 2482 Arthroplastik eines Ellenbogen-, Schulter- oder Kniegelenks.

Die unter Nr. 2448 aufgeführten Ausschlüsse werden durch den Zuschlag nach Nr. 2450 teilweise kompensiert. Dieser kann jedoch für dasselbe Gelenk bei weiteren Eingriffen in der gleichen Sitzung nur einmal angesetzt werden.
Die im zweiten Absatz nach Nr. 2448 nicht enumerierten Leistungen sind zusätzlich berechenbar, soweit keine anderen gebührenrechtlichen Ausschlüsse bestehen.

8. Bei mehrfachen Eingriffen an demselben Gelenk kann neben der Nr. 2450 der höchstbewertete berechnet werden.
9. Bei allen anderen unter „Allgemeine Bestimmungen" zur Nr. 2448 und unter Nr. 2450 nicht aufgeführten Simultaneingriffen sind die gleichzeitig erbrachten Leistungen nebeneinander berechenbar, z. B. die operative Einrenkung nach den Nrn. 2410, 2411 und 2412 neben der primären Naht oder Reinsertion eines Bandes. Auch die Naht der rupturierten Gelenkkapsel ist unter den Nrn. 2420 und 2421 abrechnungsfähig; nicht jedoch der Verschluß der bei einem geplanten operativen Eingriff eröffneten Gelenkkapsel.
10. Neben der operativen Einrenkung einer Luxation ist die unblutige Einrenkung nicht berechenbar.
11. Bei der offenen Luxation ist die erforderliche Wundversorgung nach den Nrn. 2000 ff. zusätzlich berechnungsfähig.
12. Im Gegensatz zur GOÄ wird im EBM nicht zwischen alter und frischer Luxation unterschieden.

Besondere Bemerkungen

2400 *Einrenkung der Luxation eines Finger- oder Zehengelenks* **120**

Die Legende bezieht sich auf die Einrenkung der Luxation eines Finger- oder Zehengelenks. Die

Einrenkungen mehrerer Finger- oder Zehengelenke an einem Finger oder an einer Zehe, multiple Einrenkungen an Fingern oder Zehen sind mehrfach berechenbar.

2401 *Einrenkung der Luxation des Unterkiefers oder eines Daumengelenks* **200**

Sind beide Unterkiefergelenke ausgerenkt, so ist die Nr. 2401 nur einmal berechenbar.
Die Nr. 2401 ist neben den Nrn. 2410 und 2411 nicht berechnungsfähig.
Siehe Allgemeine Bemerkungen unter Nr. 10

2402 *Einrenkung der Luxation eines Hand- oder Fußgelenks* **360**

Siehe Allgemeine Bemerkungen unter Nr. 10

2403 *Einrenkung eines eingeklemmten Meniskus, der Subluxation eines Radiusköpfchens (Chassaignac) oder der Luxation eines Sternoklavikulargelenks oder einer Kniescheibe* **150**

Siehe Allgemeine Bemerkungen unter Nr. 10

2405 *Einrenkung der Luxation eines Ellenbogen-, Schulter- oder Kniegelenks* **420**

Siehe Allgemeine Bemerkungen unter Nr. 10

2406 *Einrenkung der traumatischen Luxation eines Hüftgelenks* **800**

Die Stellungskorrektur der angeborenen Luxation eines Hüftgelenkes ist nach Nrn. 3207 bzw. 3208 zu berechnen, nicht berechnungsfähig neben Nr. 2412.

2407 *Einrenkung der Luxation von Wirbelgelenken im Durchhang* **800**

Die gleichzeitige Aufrichtung gebrochener Wirbel im Durchhang ist nicht zusätzlich berechenbar. Dies gilt jedoch nicht für eine evtl. nachfolgende operative Aufrichtung. Die chirotherapeutischen Eingriffe an der Wirbelsäule sind nach Nrn. 3210, 3215 abzurechnen.

2410 *Operative Einrenkung der Luxation eines Finger-, Daumen- oder Zehengelenks (Z.-Nrn. 80/85)* **450**

Auf die Ausführungen unter Nr 9 und 10 der Allgemeinen Bemerkungen wird verwiesen.

2411 *Operative Einrenkung der Luxation eines Hand-, Fuß- oder Kiefergelenks (Z.-Nrn. 82/87)* **1200**

Bei Luxation von 2 Unterkiefergelenken ist die Nr 2411 je Kiefergelenk berechenbar im Unterschied zu Nr. 2401. Die erforderliche operative Versorgung der Bänder und der Gelenkkapsel ist zusätzlich nach Nr. 2421 berechenbar.

2412 *Operative Einrenkung der Luxation eines Ellenbogen-, Schulter-, Knie- oder Hüftgelenks (Z.-Nrn. 83/88)* **1900**

Sind zusätzliche operative Eingriffe am Kapselbandapparat des gleichen Gelenkes notwendig, so sind sie entweder nach den entsprechenden Nrn. (keine Ausschlüsse neben Nr. 2412) oder insgesamt nach 95 ff abzurechnen.
Nicht berechnungsfähig sind die Nrn. 2405, 2406, 2416, 3207 neben Nr. 2412 – an dem gleichen Gelenk.

2413 *Operatives Anlegen einer Extension am Schädel bei Behandlung von Halswirbelverletzungen oder Halswirbelinstabilitäten (z. B. Crutchfield-Zange)* **800**

Gemeint ist hier die typische Crutchfield-Bügelextension am Kopf. Das Anlegen einer Halo-Extension ist nach Nr. 2396 berechenbar.

2415 *Operative Einrenkung eines luxierten Schlüsselbeingelenks mit Osteosynthese und Rekonstruktion des Bandapparates (Z.-Nrn. 82/87)* **1400**

Die Nr. 2415 gilt für die operative Einrenkung und osteosynthetische Versorgung und Rekonstruktion des Bandapparates des Schultereckgelenks, während die vorwiegend unblutige Einrenkung der Luxation des Sternoklavikulargelenkes mit der Nr. 2403 abgegolten ist. Sollte eine operative Einrenkung eines luxierten Sternoklavikulargelenkes vorgenommen werden, so wäre die Nr. 2415 anwendbar.

2416 *Operation der rezidivierenden oder habituellen Luxation eines Schultergelenks oder einer Kniescheibe (Z.-Nrn. 83/88)* **1800**

Die zur Erreichung des Leistungszieles notwendigen Eingriffe an der Gelenkkapsel, an den Bändern und an den knöchernen Gelenkanteilen sind eingeschlossen. Bei einer eventuellen Knochenspanplastik am Schultergelenk ist die Knochenentnahme nach Nr. 2365 zusätzlich berechenbar.

2420 *Primäre Naht oder Reinsertion eines* **450**
Bandes und/oder Naht der Gelenkkapsel eines Finger- oder Zehengelenks (Z.-Nr. 80/85

Die Formulierung und/oder in der Legende beinhaltet, daß die primäre Naht oder Reinsertion eines Bandes mit Naht der Gelenkkapsel eines Finger- oder Zehengelenks nur einmal berechenbar ist. Sind jedoch z. B. das speichenseitige und ellenseitige Band an einem Fingergelenk zu versorgen, so ist die Nr. 2420 zweimal ansetzbar.

Wird bei der Reinsertion eines Bandes eine Schraubenfixation vorgenommen, so ist diese Leistung nicht als Osteosynthese nach den Nrn. 2340 ff. berechnungsfähig, sondern Bestandteil der Leistung nach Nr. 2420.

2421 *Primäre Naht oder Reinsertion eines* **750**
Bandes und/oder Naht der Gelenkkapsel eines Kiefer-, Daumen-, Hand- oder Sprunggelenks (Z.-Nrn. 81/86)

Obwohl in der Legende auf den Singular - „eines Bandes" - verwiesen wird, ist eine Ruptur aller 3 Außenbänder des oberen Sprunggelenks die Nr. 2421 nur einmal berechenbar, da die Außenbänder im oberen Sprunggelenk als „Funktionseinheit" zu betrachten sind – so auch Kölner Kommentar.
Bei gleichzeitiger Ruptur auch des medialen Bandapparates ist die Nr. 2421 2mal berechenbar.
Auch hier gilt, daß bei primärer Naht oder Reinsertion eines Bandes die gleichzeitige Naht der Gelenkkapsel nicht zusätzlich berechenbar ist.
Bei frischer Verletzung ist bei den Nrn. 2420 bis 2422 die Wundversorgung (Nr. 2000 ff.) zusätzlich berechnungsfähig.

2422 *Primäre Naht oder Reinsertion eines* **1700**
Bandes und/oder Naht der Gelenkkapsel eines Schulter-, Ellenbogen-, Hüft- oder Kniegelenks (Z.-Nrn. 83/88)

Siehe Allgemeine Bestimmungen unter Nr. 2448, Legende der Nr. 2450 und Allgemeine Bemerkungen Nr. 7.

2425 *Bandplastik eines Finger- oder Ze-* **850**
hengelenks (Z.-Nrn. 81/86)

Auch die aufwendige Bandplastik am Daumengrundgelenk ist nach Nr. 2425 abzurechnen, da es eine gesonderte Gebührennummer für diese Leistung nicht gibt.
Da „Bandplastik" auf den Singular abstellt, ist bei Vornahme von mehr als einer Bandplastik an einem Finger- oder Zehengelenkes die Nr. 2425 mehr als einmal ansetzbar (z. B. mediale und laterale Bandplastiken). Eine zusätzliche Drahtstiftung ist nach Nr. 2470 berechenbar.

2426 *Bandplastik des Sprunggelenks und/* **1650**
oder der Syndesmose (Z.-Nrn. 83/88)

Da der Außenbandapparat des oberen Sprunggelenkes eine funktionelle Einheit darstellt (s. unter Nr. 2421), kann für seine Rekonstruktion die Nr. 2426 nur einmal berechnet werden. Eine eventuell gleichzeitig durchgeführte Wiederherstellung der Syndesmose ist nach der Legende - "und/oder" - nicht zusätzlich berechenbar. Dagegen schließt der Text (Einzahl!) den nochmaligen Ansatz der Nr. 2426 für eine zusätzliche Plastik des Innenbandes nicht aus.

2427 *Plastischer Ersatz eines Kreuz- oder* **2300**
Seitenbandes am Kniegelenk

Allgemeine Bestimmung:
Die Leistung nach Nr. 2427 ist je Kniegelenk nur einmal berechnungsfähig.

Die Allgemeine Bestimmung nach Nr. 2427 schließt die Mehrfachberechnung bei der Operation mehrer Bänder aus; jedoch ist beim Simultaneingriff der Zuschlag nach Nr. 2450 berechenbar.
Die Allgemeinen Bestimmungen nach Nr. 2448 schließen darüber hinaus die Berechnung weiterer operativer Leistungen am gleichen Gelenk mit Ausnahme der operativen Einrichtung aus. – S. Nr. 7 Allgemeine Bemerkungen.
Abgegolten ist nach der Legende der Bandersatz durch körpereigenes oder Fremdmaterial mit unerschiedlicher Technik.

Erfolgt der Ersatz als freies Transplantat durch körpereigenes Material, so ist die *Entnahme* als selbständiger, berechnungsfähiger Eingriff anzusehen (z. B. Nr. 2250).
Dagegen kann Nr. 2260 (Verpflanzung einer Sehne oder eines Muskels) bzw. 2266 (freie Sehnentransplantation) nicht angesetzt werden, da diese Leistungen nicht nur die Entnahme, sondern auch die Implantation des Materials abgelten. Letztere ist aber ein Bestandteil der Leistung nach Nr. 2427.

2430 *Operation eines Meniskus (Z.-Nrn. 83/88)* **1700**

Siehe Allgemeine Bemerkungen Nr. 7 (Ausschluß der Mehrfach- und Nebeneinanderberechnung). Auch bei weiteren operativen Eingriffen am Kniegelenk, z. B. bei der gleichzeitigen Operation eines Innen- und Außenmeniskus, sind nur die Nrn. 2430 und 2450 je einmal abrechenbar.

2435 *Operative Fremdkörperentfernung aus* **650** *einem Kiefer-, Finger-, Hand-, Zehen- oder Fußgelenk (Z.-Nrn. 81/86)*

Unabhängig von der Zahl der entfernten Fremdkörper kann die Nr. 2435 je Gelenk nur einmal in Ansatz gebracht werden. Die prä- oder intraoperative Röntgendurchleuchtung zur Lokalisation des Fremdkörpers kann zusätzlich nach Nr. 5160 bzw. Nr. 5161 berechnet werden.

2436 *Operative Entfernung freier Gelenk-* **1700** *körper oder von Fremdkörpern aus einem Schulter-, Ellenbogen- oder Kniegelenk und/oder Glättung der Gelenkflächen (Z.-Nrn. 83/88)*

Siehe Allgemeine Bemerkungen Nr. 7.
Weitere Eingriffe an demselben Gelenk sind mit dem Zuschlag nach Nr. 2450 berechnungsfähig. Röntgendurchleuchtung, falls notwendig, berechbar siehe unter Nr. 2435.

2437 *Operative Entfernung einer Kniekeh-* **1700** *lenzyste (Baker-Zyste) (Z.-Nrn. 83/88)*

Auch bei einer gekammerten Baker-Zyste ist die Nr. 2437 nur einmal berechnungsfähig. Im Gegensatz zu den sonstigen Eingriffen am Kniegelenk können simultan mit der Operation einer Baker-Zyste durchgeführte Eingriffe zusätzlich abgerechnet werden.

2440 *Synovektomie in einem Finger- oder* **800** *Zehengelenk (Z.-Nrn. 81/86)*

Die Allgemeine Bestimmung nach Nr. 2448 schließt die Berechnung der Nrn. 2440 und 2441 neben anderen Operationen an den Finger-, Zehen-, Hand- und Fußgelenken nicht aus, sie sind also z. B. neben Gelenkresektionen oder dem Einbau künstlicher Gelenke zusätzlich ansetzbar.

2441 *Synovektomie in einem Hand- oder* **1400** *Fußgelenk (Z.-Nrn. 82/87)*

Siehe Kommentar unter Nr. 2440.

2442 *Synovektomie in einem Schulter-, El-* **2000** *lenbogen- oder Kniegelenk (Z.-Nrn. 83/88)*

Siehe Nr. 7 Allgemeine Bemerkungen.
Bei weiteren Eingriffen an demselben Gelenk ist der Zuschlag nach Nr. 2450 berechnungsfähig.

2443 *Synovektomie in einem Hüftgelenk* **2500**

Vertragliche Bestimmung BMÄ und E-GO bei Nr. 2493: Neben den Leistungen nach den Nrn. 2492 und 2493 ist die Leistung nach Nr. 2443 nicht berechnungsfähig.

2445 *Arthroskopische Untersuchung ggf.* **1500** *einschl. Entnahme von Gewebeproben aus Weichteilen, Knorpel- oder Knochen einschl. Kosten (Z.-Nrn. 82/87)*

Nicht berechnungsfähig neben den Nrn. 2446 bis 2448 siehe unter Nr. 2448
Neben Nr. 2445 sind die Nrn. 2105 oder 2365 nicht berechnungsfähig (siehe auch Wezel/Liebold).
Werden im Anschluß an die arthroskopische Untersuchung „Arthroskopische Operationen" durchgeführt, so ist die arthroskopische Untersuchung Bestandteil der Leistungen nach den Nrn. 2446 bis 2448 (so auch Kölner Kommentar).
Wie bei allen anderen Leistungen sind in den Gebühren für Arthroskopien und arthroskopische Operationen die allgemeinen Sachkosten enthalten. Die besonderen Sachkosten sind bei stationären Eingriffen Bestandteil des Pflegesatzes, bei ambulanten können sie über den Sprechstundenbedarf ausgeglichen werden, soweit es sich nicht

um Einmalartikel handelt, die nach den Allgemeinen Bestimmungen A 2 in den Leistungen enthalten sind. Dazu gehören auch Arthroskopienmesser (Kölner Kommentar S. 418 und Wezel/Liebold S. 10–14 uns S. 10–556).

2446 *Arthroskopische Operation mit Neniskus-(Teil-)Resektion, Plica-(Teil-)Resektion, (Teil-)Resektion des Hoffa'schen-Fettkörpers oder Entfernung freier Gelenkkörper einschl. Kosten (Z.-Nrn. 84/89)*   **4500**

Wird der Umfang nach den Leistungen 2446 bis 2448 bei der arthroskopischen Operation überschritten, kann dafür der Zuschlag nach Nr. 2450 einmal berechnet werden. Hinweis auf allgemeine Bemerkungen unter Nr. 7 – Ausschluß von Mehrfach- und Nebeneinanderberechnung.

2447 *Arthroskopische Operation mit Knorpelglättung(en), Pridie-Bohrung(en), Patella-Shaving, Lateral-Release oder Entfernung eines Meniskusganglions einschl. Kosten (Z.-Nrn. 84/89)*   **4800**

Siehe Bemerkungen unter Nr. 2445

2448 *Arthroskopische Operation mit Synovektomie, gelenkplastischer Abrasio, Fixierung von Knorpeldissekaten, Patellazügelung, Meniskusnaht, Meniskusrefixation, Bandnaht Bandraffung oder plastischem Ersatz eines Bandes einschl. Kosten (Z.-Nr. 84/89)*   **5200**

Allgemeine Bestimmung: Neben den Leistungen nach den Nrn. 2446 bis 2448 ist die Leistung nach Nr. 2445 nicht berechnungsfähig.
Die Leistungen nach den Nrn. 2422, 2427, 2430, 2436, 2442, 2446 bis 2448 oder 2482 sind für dasselbe Gelenk nicht mehrfach und nicht nebeneinander berechnungsfähig.
Für weitere operative Leistungen kann ein Zuschlag nach Nr. 2450 einmal abgerechnet werden.
Siehe unter Allgemeine Bemerkungen unter Nr. 7.

2450 *Zuschlag für weitere operative Eingriffe an demselben Gelenk, zusätzlich zu den Leistungen nach den Nrn. 2422, 2427, 2430, 2436, 2442, 2446 bis 2448 oder 2482 einschl. Kosten*   **800**

Der Zuschlag nach Nr. 2450 kann zu den o. g. Nrn. je Gelenk insgesamt nur einmal in Ansatz gebracht werden – unabhängig von der Anzahl weiterer operativer Eingriffe. Der Arzt kann wählen, welche Leistung er mit einer eigenständigen Nr. berechnet und für welche er den Zuschlag nach Nr 2450 wählt. Im allgemeinen wird jeweils der höchstbewertete neben Nr. 2450 angesetzt werden. Wurden z. B. Leistungen nach Nr. 2442 erbracht (2000 P.) und nach Nr. 2430 (1700 P.), so können die Nr. 2442 (2000 P.) und die Zuschlags-Nr. 2450 (800 P.) in Ansatz gebracht werden.

2455 *Eröffnung eines Finger- oder Zehengelenkes, ggf. einschl. Drainage, als selbständige Leistung.*   **300**

Die Nr. 2455 ist nur berechnungsfähig, wenn an demselben Gelenk keine weiteren operativen Maßnahmen erfolgen.

2456 *Eröffnung eines Kiefer-, Hand- oder Fußgelenks, ggf. einschl. Drainage, als selbständige Leistung (Z.-Nrn. 81/86)*   **600**

Siehe Erläuterung unter Nr. 2455

2457 *Eröffnung eines Ellenbogen- oder Kniegelenks, ggf. einschl. Drainage, als selbständige Leistung (Z.-Nrn. 82/87)*   **1000**

Siehe Erläuterung unter Nr. 2455.

2458 *Eröffnung eines Schulter- oder Hüftgelenks, ggf. einschl. Drainage, als selbständige Leistung (Z.-Nrn. 82/87)*   **1400**

Siehe Erläuterung unter Nr 2455.

2460 *Mobilisierung eines kontrakten Kiefer-, Schulter-, Ellenbogen-, Hüft- oder Kniegelenks in Narkose oder Regionalanästhesie, als selbständige Leistung (Z.-Nrn.80/85)*   **400**

Hier ist die gezielte Mobilisierung von Gelenksteifen in Narkose oder Regionalanästhesie gemeint. Narkose oder Regionalanästhesie sind neben Nr. 2460 gesondert berechnungsfähig. Krankengymnastische und manualtherapeutische Maßnahmen fallen nicht unter Nr. 2460 – so auch s. Kölner Kommentar.

2465 *Denervation eines Finger- oder Zehengelenks, als selbständige Leistung (Z.-Nrn. 81/86)* **700**

Nr. 2465 stellt auf die selbständige Leistung ab. Wegen der reichlichen nervösen Versorgung des Gelenkkapselapparates ist die vollständige Durchtrennung der zu den Finger- oder Zehengelenken führenden schmerzleitenden Bahnen notwendig. Der Eingriff dient der Beseitigung chronischer Schmerzzustände.

2466 *Denervation eines Hand-, Ellenbogen-, Fuß- oder Kniegelenks als selbständige Leistung (Z.-Nrn. 82/87)* **1400**

Zu denervieren ist an den größeren Gelenken, welche unter Nr. 2466 aufgeführt sind, der schmerzauslösende Bereich. Nur in seltenen Fällen kommt die Denervierung des gesamten Gelenkes in Betracht.
Die weit verbreitete Technik der Denervation nach Wilhelm bei Epicondylitis humeri radialis geht weit über den Inhalt der Nr. 2250: „Präparation und Durchtrennung einer Sehne oder eines Muskels als selbständige Leistung" hinaus. Sie ist berechenbar nach Nr. 2466.
Aus fachlicher Sicht ist die gegenteilige Auffassung von Wezel/Liebold nicht haltbar.

2470 *Drahtstiftung zur Fixierung eines kleinen Gelenks (Finger-, Zehengelenk) (Z.-Nrn. 80/85)* **250**

Es handelt sich um eine temporäre Fixierung eines Finger- oder Zehengelenks mittels Drahtstiftung. Wird das gleiche Gelenk mittels mehrerer Drahtstifte fixiert, so ist die Nr. 2470 nur einmal berechnungsfähig.
Werden mehrere kleine Gelenke jedes für sich mit je einer Drahtstiftung fixiert, so fällt Nr. 2470 mehrfach an (z. B. an verschiedenen Fingern).

2471 *Drahtstiftung zur Fixierung von mehreren kleinen Gelenken oder Drahtstiftung an der Daumenbasis, an der Mittelhand oder am Mittelfuß (Z.-Nrn. 80/85)* **400**

Beschrieben sind unterschiedliche Leistungen:
1. Fixierung von mehr als einem kleinen Gelenk mittels Drahtstiftung.

Daraus folgt, daß die Fixierung mehrerer kleiner Gelenke an mehreren Fingern oder Zehen mit gesonderten Drahtstiftungen den mehrfachen Ansatz der Nr. 2471 rechtfertigt, bzw. bei einem Gelenk an verschiedenen Fingern oder Zehen den mehrfach Ansatz der Nr. 2470.
2. Die Drahtstiftung der Daumenbasis nach Nr. 2471 ist unabhängig von der Zahl der Drahtstifte nur einmal ansetzbar.
3. Drahtstiftung an der Mittelhand oder am Mittelfuß: Nr. 2471 ist mehrmals berechenbar, wenn mehrere gesonderte Drahtstiftungen an der Mittelhand oder am Mittelfuß erforderlich sind, z. B. bei Mehrfachfrakturen der Mittelhand- oder Mittelfußknochen.

2472 *Entfernung einer Drahtstiftung* **150**

Werden mehrere Drahtstiftungen entfernt, so ist die Nr. 2472 mehrfach ansetzbar.
Ist zur Drahtentfernung eine Osteotomie erforderlich, so ist diese getrennt berechenbar.

2475 *Operative Versteifung eines Finger- oder Zehengelenks (Z.-Nrn. 81/86* **800**

Siehe Kommentar bei Nr. 2476

2476 *Operative Versteifung eines Ellenbogen-, Hand-, Knie- oder Fußgelenks (Z.-Nrn. 83/88)* **2000**

Die Leistungslegenden der Nrn. 2475 und 2476 schließt die Implantation von autologem oder alloplastischem Material nicht ein (z. B. 2366). Besonders berechenbar ist ggf. auch die Entnahme autologen Materials.

2480 *Arthroplastik eines Finger- oder Zehenlenks (Z.-Nrn. 82/87)* **1000**

Nicht berechenbar neben Nr. 2382. Siehe Kommentar bei Nr 2481.

2481 *Arthroplastik eines Kiefer-, Hand- oder Fußgelenks (Z.-Nrn. 82/87)* **1500**

Die Arthroplastiken nach Nrn. 2480, 2481, 2482 stellen auf die Neubildung eines Gelenks ab. Ziel des Eingriffs ist die modellierende operative Neuformung eines in seiner Form veränderten oder versteiften oder teilversteiften Gelenks unter weitgehender Erhaltung der anatomischen Gelenkgegebenheiten. Die Neubildung soll unter Verwendung örtlichen Materials erfolgen. Notwendige Teilresektionen der gelenkbildenden Knochen sind im Leistungsumfang eingeschlossen, nicht jedoch weitere operative Maßnahmen wie Implantation von autologem oder alloplastischem Material. Da für Simultaneingriffe an den hier genannten Gelenken die Nr. 2450 nicht angesetzt werden kann, sind diese zusätzlich zu den Nrn. 2480, 2481 berechenbar.

2482 *Arthroplastik eines Ellenbogen-, Schulter- oder Kniegelenks (Z.-Nrn. 83/88)* **2000**

Nach den Allgemeinen Bemerkungen zu Nr. 2448 kann für Simultaneingriffe an demselben Gelenk nur die Nr. 2450 zusätzlich angesetzt werden (siehe unter Allgemeine Bemerkungen Ziffer 7 und 8).

2485 *Resektion eines Finger- oder Zehengelenks (Z.-Nrn. 81/86)* **700**

Die Resektion bedeutet die Entfernung gelenkbildener Skelettanteile.
Zusätzliche Eingriffe, z. B. operativer Einbau eines Kunstgelenks, sind gesondert berechenbar, auch wenn sie simultan vorgenommen werden.

2486 *Resektion eines Ellenbogen-, Schulter-, Knie- oder Hüftgelenks* **2500**

Auch neben der Nr. 2486 sind alle eventuell Simultanoperationen an demselben Gelenk berechenbar, da die Nr. 2486 im Gegensatz zu sonstigen zusätzlichen Eingriffen an den Ellenbogen-, Schulter- oder Kniegelenken nicht unter die Ausschlußbestimmungen nach Nr. 2448 fällt. Zusätzlich berechenbar ist auch der endoprothetische Ersatz dieser Gelenke nach den Nrn. 2492 und 2493. Da die Resektion des Handgelenks sowie des Fußgelenks im Leistungsverzeichnis nicht aufgeführt ist, muß sie nach den Nrn. 95 ff. abgerechnet werden, ebenso die eventuelle Kombination mit dem Einbau einer Endoprothese am Handgelenk.

2490 *Operativer Einbau eines künstlichen Finger- oder Zehengelenks oder einer Fingerprothese (Z.-Nrn. 82/87).* **1000**

Entfernung und erneuter operativer Einbau eines künstlichen Finger- oder Zehengelenks oder einer Fingerprothese sind nach Nr. 95 ff. abzurechnen.

2491 *Operativer Einbau einer Kniescheibenprothese* **1600**

Die zuvor notwendige Patellektomie ist nach Nr. 2497 zusätzlich berechenbar.

2492 *Endoprothetischer Ersatz eines Hüftkopfes oder einer Hüftpfanne* **3000**

Neben Nr. 2492 ist die Leistung nach Nr. 2443 nicht berechnungsfähig. Siehe unter Nr. 2493 vertragliche Bestimmungen EBM.
Zusätzlich zur Leistung nach Nr. 2492 ist die Nr. 2494 abrechenbar (Pfannendachplastik).
Die Verwendung des Wortes „oder" würde dafür sprechen, daß bei gleichzeitigem endoprothetischen Ersatz beider Gelenkanteile diese Nummer (2492) zweimal angesetzt werden kann. Da aber dieser Eingriff als eigenständige Leistung unter Nr. 2493 ausdrücklich aufgeführt ist, besteht diese Möglichkeit nicht.
Der endoprothetische Ersatz, also die Implantation, umfaßt nicht das Entfernen (die Resektion).
Siehe Bemerkungen unter Nr. 2493.

2493 *Endoprothetischer Einsatz eines Hand-, Ellenbogen-, Knie- oder Fußgelenks oder von Hüftpfanne und Hüftkopf* **4200**

Vertragliche Bestimmung BMÄ/EGO: Neben den Leistungen nach den Nrn. 2492 und 2493 ist die Leistung nach Nr. 2443 nicht berechnungsfähig.
Zusätzlich kann neben Nr. 2493 die Nr 2494 berechnet werden. Siehe Nr. 2494.
Eine dem endoprothetischen Ersatz eines Gelenkes vorausgehende Gelenkresektion ist neben den Eingriffen nach Nrn. 2492 und 2493 zusätzlich abrechnungsfähig. Sind wegen gleichzeitig bestehender Beugekontrakturen Muskelentspannungsoperationen notwendig, so handelt es sich dabei um selbständige Eingriffe mit eigener Zielsetzung, die mangels einer entsprechenden Gebührennummer über die Nr. 95 ff. abgerechnet werden können. Sonstige mit dem Einbau von Endoprothesen notwendigerweise verbundenen Eingriffe an der Muskulatur sind nicht zusätzlich berechnungsfähig.

2494 *Pfannendachplastik, zusätzlich zu den Leistungen nach den Nrn. 2492 oder 2493* **700**

Siehe Bemerkungen unter Nr. 2492, 2493

2495 *Entfernung und erneuter operativer* **5000**
Einbau eines künstlichen Hüftkopfes oder einer künstlichen Hüftpfanne

Auch hier gilt wie für die Nr. 2492, daß trotz der Verwendung des Wortes "oder" der zweimalige Ansatz dieser Nummer nicht möglich ist, weil ein solcher Eingriff der Leistung nach Nr. 2496 entspricht.

2496 *Entfernung und erneuter operativer* **6700**
Einbau des endoprothetischen Ersatzes eines Hand-, Ellenbogen-, Knie- oder Fußgelenks oder von Hüftpfanne und Hüftkopf

Die Leistungslegende der Nr. 2496 umfaßt ausdrücklich Entfernung und Einbau der Endoprothese. Im Gegensatz dazu beschränken sich die Leistungslegenden der Nrn. 2492, 2493 lediglich auf den endoprothetischen Gelenkersatz.

Aus dem Vergleich der Legenden ergibt sich, daß bei den Nrn. 2492 und 2493 die Resektion gesondert berechenbar ist.

2497 *Entfernung einer Kniescheibenpro-* **1000**
these und Patellektomie
(Z.-Nrn. 82/87)

Neben Nr. 2497 ist der erneute operative Einbau einer Kniescheibenprothese nach Nr. 2491 berechenbar.

2498 *Ersatzlose Entfernung eines künstli-* **3200**
chen Hüftkopfes und/oder einer künstlichen Hüftpfanne

Werden sowohl der künstliche Hüftkopf als auch die künstliche Hüftpfanne entfernt, so ist die Nr. 2498 nur einmal berechenbar.
Sind zusätzlich plastische Maßnahmen erforderlich, so sind diese gesondert berechenbar.

VI. Hals- und Abdominalchirurgie

2600 *Tracheotomie (Z.-Nrn. 81/86)* **600**

Da für den Luftröhrenschnitt nur diese Gebührennummer existiert, müssen alle Varianten der Tracheotomie (z. B. plastische Tracheotomie), auch die schwierige Tracheotomie des Säuglingsalters unter der Geb.-Nr. 2600 abgerechnet werden.

Im Gegensatz zur Auffassung von Brück ist es zulässig, die Geb.-Nr. 2600 neben anderen operativen Leistungen, auch neben Operationen im Bereich des Kehlkopfes, abzurechnen (so auch Wezel/Liebold). Allerdings ist das Einsetzen einer Tracheal- oder Sprechkanüle in der Gesamtleistung enthalten.

Die Koniotomie als reine Notfallmaßnahme ist nach Nr. 323 berechnungsfähig.

2605 *Exstirpation einer lateralen Halszyste* **1800**
oder Halsfistel oder Divertikelresektion im Halsbereich (Z.-Nrn. 83 u. 88)

Unter dieser Gebührennummer sind Operationen unterschiedlicher Zielleistungen zusammengefaßt. Die Divertikelresektion im Halsbereich hatte früher eine eigene Gebührennummer (2753), während eine Gebührennummer für die Operation der lateralen Halszyste/-fistel fehlte. Die Anhebung des Punktwertes auf 1800 und die Möglichkeit des Zuschlages nach Nrn. 83 und 88 ist dem Schwierigkeitsgrad der Divertikelresektion und Oesophagusnaht annähernd angemessen. Die Operation der lateralen Halsfistel, die ein schonendes aufwendiges Präparieren erfordert, ist der Divertikelresektion vom operationstechnischen Aufwand her ähnlich.

Da in der Legende die Exstirpation einer lateralen Halszyste bzw. Halsfistel durch „oder" getrennt ist, kann die simultane Operation zweimal nach der Geb.-Nr. 2605 abgerechnet werden.

2606 *Exstirpation einer medianen Halszy-* **1400**
ste oder Halsfistel, ggf. einschl. Teilresektion des Zungenbeins
(Z.-Nrn. 82 u. 87)

Auch hier sind in der Legende mediane Halszyste bzw. Halsfistel durch „oder" getrennt, so daß auch im Falle einer Simultanoperation die Geb.-Nr. 2606 zweimal abgerechnet werden kann. Die Teilresektion des Zungenbeins ist in der Leistung eingeschlossen.

2610 *Subtotale Strumaresektion, einseitig,* **1800**
oder Teilresektion der Schilddrüse
(auch Enukleation eines Adenoms)

Vorbemerkung: Die Neufassung des EBM hat der Entwicklung der Schilddrüsenchirurgie insofern Rechnung getragen, als die bisherigen Gebührennummern von zwei auf insgesamt vier erweitert wurden, Zuschlagnummern werden vermißt.

Wie bei allen Organeingriffen sind die operativen Einzelschritte, die zur Erreichung der in der Legende ausgedrückten Gesamtleistung notwendig sind, inbegriffen. Es ist also nicht möglich, die evtl. notwendige Durchtrennung der Halsmuskulatur, die Darstellung des Nervus recurrens, die Gefäßligaturen gesondert zu berechnen. Sie sind in der jeweiligen Gebührennummer mit enthalten. Die Darstellung des Nerv. recurrens ist keine Neurolyse nach Nr. 2935, zumal diese als selbständige Leistung ausgewiesen ist.

Unter der Geb.-Nr. 2610 wird die einseitige Strumalappenchirurgie von der doppelseitigen definitorisch abgegrenzt und damit ein zu immer wiederkehrenden Auslegungsschwierigkeiten führender Streitpunkt bei der Abrechnung von Strumaoperationen endgültig ausgeräumt. Da alternativ von der Teilresektion der Schilddrüse bzw. der Ausschälung eines Adenoms die Rede ist, sind diese operativen Maßnahmen abrechnungsmäßig nur auf eine Seite zu beziehen. Da in der folgenden Geb.-Nr. 2611 die beidseitige Strumaresektion verselbständigt ist, wird dies auch für die beidseitige Enukleation von Adenomen gelten.

Neben der Geb.-Nr. 2610 ist die Abrechnung der Geb.-Nrn. 2611, 2612, 2615 und 2616 nicht möglich (s. a. Wezel/Liebold).

2611 *Subtotale Strumaresektion, beidseitig* **2100**

Unter dieser Gebührennummer ist die Operation der gutartigen doppelseitigen Struma diffusa colloides oder parenchymatosa abzurechnen. In der Legende wird der Tatsache Rechnung getragen, daß bei diesen Schilddrüsenerkrankungen die doppelseitige subtotale Strumaresektion gewöhnlich die Methode der Wahl ist.

2612 *Resektion einer Struma mit tiefem retrosternalen Anteil, einschl. Sternumspaltung, oder Resektion einer Rezidivstruma* **2700**

Unter dieser Gebührennummer sind Eingriffe an der Schilddrüse aus unterschiedlicher Indikation zusammengefaßt (sie gilt sowohl für die einseitige als auch für die beidseitige Strumaoperation). Da der Schwierigkeitsgrad sowohl der Strumaresektion mit tiefem retrosternalen Anteil wie dem der Resektion einer Rezidivstruma ähnlich ist, schien eine Zusammenfassung beider Operationen gerechtfertigt. Die klare Definition der Legende läßt keine andere Anwendung zur Abrechnung zu als die genannte, infolgedessen ist die Geb.-Nr. 2612 neben den Nrn. 2615 oder 2616 nicht berechenbar. Die Sternumspaltung kann nicht gesondert in Rechnung gestellt werden („einschließlich").

2613 *Operative Stillung einer Nachblutung nach Schilddrüsenoperation, als selbständige Leistung* **600**

Diese ab 1. 4. 1989 eingeführte Gebührennummer soll die postoperative Blutung nach Schilddrüsenoperation abrechnungsfähig machen. Sie gilt für die postoperative Blutung nach Schilddrüsenoperationen aller Variationen, nicht jedoch für die intraoperative Blutungsstillung.

2615 *Totale Thyreoidektomie* **2800**

Mit dieser Gebührennummer kann nur die Entfernung der gesamten Schilddrüse beim Schilddrüsencarcinom und zwar die doppelseitige Operation gemeint sein, denn in der Geb.-Nr. 2617 ist die Hemithyreoidektomie ausdrücklich erwähnt.
Da die Geb.-Nr. 2616 auf die zusätzliche Ausräumung der regionären Lymphknoten abstellt, kann die Nr. 2615 nur für die alleinige Organentfernung gedacht sein, vorbehaltlich einer späteren Neck-Dissection als Sekundäreingriff, je nach Malignitätsgrad des Primärtumors. Die Geb.-Nr. 2615 ist also neben der Geb.-Nr. 2616 nicht berechenbar.

2616 *Totale Thyreoidektomie mit Ausräumung der regionären Lymphstrombahn (Neck-Dissection) und ggf. Teilresektion von Nachbarorganen* **4500**

Unter dieser Gebührennummer ist die totale Thyreoidektomie (vgl. 2615) mit gleichzeitiger Ausräumung der Lymphstrombahnen gemeint. Die alleinige Exstirpation eines Lymphknotens aus diagnostischen Gründen entspricht nicht der Geb.-Nr. 2616. Erfolgt diese als zusätzliche Maßnahme, ist diese Leistung nach der Geb.-Nr. 2104 abrechenbar. Wenn Nachbarorgane (Muskeln, Gefäße, Nebenschilddrüse u. a.) aus Gründen der Radikalität mitentfernt werden müssen, sind diese zusätzlichen operativen Maßnahmen nicht gesondert berechenbar. Die genaue Leistungsbeschreibung schließt eine Nebeneinanderberechnung der Geb.-Nr. 2616 mit den Geb.-Nrn. 2610, 2611, 2612, 2615 und 2617 aus.

2617 *Ausräumung der regionären Lymphstrombahnen einer Halsseite (Neck-Dissection), ggf. einschl. Hemithyreoidektomie* **2100**

Hiernach kann die Neck-Dessection sowohl als Einzeleingriff, als auch in Verbindung mit einer nicht zusätzlich berechenbaren halbseitigen Thyreoidektomie abgerechnet werden. Wird eine doppelseitige Neck-Dissection als Zweiteingriff nach vorangegangener totaler Thyreoidektomie „nachgeschaltet" ist die Geb.-Nr. 2617 zweimal anzusetzen, da es sich um zwei getrennte Eingriffe in einer Sitzung handelt. Eine Nebeneinanderberechnung mit der Geb.-Nr. 2616 ist jedoch nicht möglich. Auch neben der Geb.-Nr. 1496 ist die Leistung nach Geb.-Nr. 2617 nicht berechnungsfähig, wenn es sich um dieselbe Seite handelt (s. a. Wezel/Liebold).

2620 *Operation eines Leisten- oder Schenkelbruches (Z.-Nrn. 82 u. 87)* **1500**

Feststellung der AG 19 zu § 1 Ziffer 4 EKV:
Die operationslose Hernienbehandlung mittels orthopädisch-gymnastischer Methoden oder durch Injektionsbehandlung mit gewebeerhärten-

den Mittel ist keine Vertragsleistung im Sinne von § 1 Ziffer 4. (Feststellung Nr. 514)
In der Legende sind Leisten- bzw. Schenkelbruch durch „oder" getrennt. Dies bedeutet, daß auch im Falle einer einseitigen Simultanoperation (Korrektur sowohl des Leistenbruches als auch des Schenkelbruches) die Geb.-Nr. 2620 zweimal abgerechnet werden kann (s. a. Brück). Wird eine doppelseitige Leisten- oder Schenkelbruchoperation in einer Sitzung durchgeführt, kann die Geb.-Nr. 2620 ebenfalls zweimal angesetzt werden, da in der Legende von der Operation „eines Leistenbruches" oder „eines Schenkelbruches" die Rede ist. Die Geb.-Nr. 2620 ist neben der Geb.-Nr. 2626 nicht abzurechnen.

2621 *Operation eines Nabel-, Mittellinien- oder Narbenbruches (Z.-Nrn. 82 u. 87)* **1300**

Auch in dieser Legende sind Operationen mit unterschiedlicher Zielleistung aber ähnlichen Schwierigkeitsgrades zusammengefaßt. Die Gebührennummer ist in den Fällen anzusetzen, in denen ein direkter Verschluß der Bauchwandlücke ohne größeren technischen Aufwand möglich ist, da die höheren Schwierigkeitsgrade mit der Geb.-Nr. 2622 abgerechnet werden können.
Auch die Operation einer Rektusdiastase ist unter der Geb.-Nr. 2621 abzurechnen. Eine Nebeneinanderberechnung der Geb.-Nr. 2621 und 2622 ist nicht möglich.

2622 *Operation eines Nabel-, Mittellinien- oder Narbenbruches mit Muskel- und Faszienverschiebeplastik, ggf. einschl. Darmresektion* **2500**

Die in der Legende genannten Verschiebeplastiken zur Deckung größerer Bruchlücken beziehen sich auf die örtlichen Maßnahmen. Aufwendigere Fernplastiken oder die Deckung mit alloplastischem Material können nur nach den Nrn. 95 bis 98 abgerechnet werden. Eine ggf. erforderliche Darmresektion ist nicht zusätzlich abrechenbar.

2625 *Zurückbringen oder Versuch des Zurückbringens eines eingeklemmten Bruches* **250**

Der Wortlaut der Legende läßt es – für eine Gebührenordnung ungewöhnlich – zu, auch ein nicht erreichtes Leistungsziel abzurechnen (Versuch des Zurückbringens ...). Die „Einklemmung eines Bruches" ist durch das Mißverhältnis zwischen Bruchring und Bruchsackinhalt charakterisiert. Die ärztliche Leistung besteht in der Reposition als Notmaßnahme. Dagegen ist die Reposition des Bruchinhaltes bei fehlender Einklemmung, z. B. im Rahmen einer Untersuchung, nicht zusätzlich abrechenbar, sondern sie ist in der Beratung oder Untersuchungsleistung mit einbegriffen, ebenso auch das Anlegen eines Bruchbandes (s. a. Kommentar Wezel/Liebold).

2626 *Operation eines eingeklemmten Leisten- oder Schenkelbruches, ggf. einschl. Darmresektion, oder Operation eines Leistenbruch- oder Schenkelbruchrezidivs (Z.-Nrn. 83/88)* **2000**

In dieser Legende wird der Versuch gemacht, zwei vom Schwierigkeitsgrad und zeitlichem Aufwand her nur scheinbar gleichwertige Operationen zusammenzufassen und mit der gleichen Punktzahl zu bewerten. Eine derartige Vereinfachung scheint jedoch diskussionswürdig, weil die Erweiterung der Operation eines eingeklemmten Bruches um die Darmresektion zusätzliche operative Einzelschritte erfordert, die bei der Rezidivoperation eines Leisten- oder Schenkelbruches nicht anfallen. Insofern sollte das Ungleichgewicht zugunsten der Operation eines eingeklemmten Leisten- oder Schenkelbruches mit Darmresektion entsprechend ausgeglichen werden.
Eine Nebeneinanderberechnung der Geb.-Nrn. 2620 und 2626 ist nicht möglich. Dagegen kann die Geb.-Nr. 2626 bei doppelseitiger Operation zweimal angesetzt werden.

2630 *Diagnostische Peritonealspülung (Peritoneallavage), als selbständige Leistung (Zuschlag nach Nrn. 80 bzw. 85)* **400**

Zusätzliche Bestimmung im EBM: Neben der Leistung nach Nr. 2630 ist die Leistung nach Nr. 307 nicht berechnungsfähig.
Die diagnostische Bauchspülung oder Peritoneallavage hatte im Rahmen der Diagnostik des stumpfen Bauchtraumas eine weite Verbreitung, ist aber zugunsten der Sonographie in den Hintergrund getreten. Die für die Peritoneallavage durchzuführende Punktion der Bauchhöhle ist notwendiger Bestandteil der Leistung. Die im

Rahmen der Peritoneallavage erforderlichen Laborparameter zur Differentialdiagnose sind gesondert abrechenbar.

Die Peritonealdialyse als therapeutische Maßnahme kann nicht unter der Nr. 2630 abgerechnet werden. (s. Geb.-Nr. 793 mit E-GO-Ziffern 8500 bis 8502 und BMÄ in NW und NB Nr. 8503–8510).

2631 *Legen einer Miller-Abbot-Sonde, ggf.* **300**
einschl. Absaugen von Darminhalt

Die ärztliche Leistung besteht in der Plazierung einer transnasal eingelegten doppellumigen Sonde zur Dekompression des dilatierten Darmes von aufgestautem Inhalt. Die niedriger bewertete Geb.-Nr. 330 (Ausspülung des Magens mit Magenschlauch) kann ggf. vor Beginn der Operation, die mit dem Legen einer Miller-Abbot-Sonde vergesellschaftet ist, abgerechnet werden.

2635 *Laparotomie, ggf. einschl. Eröffnung* **1250**
von intraabdominalen oder subphrenischen Abszessen, als selbständige Leistung

Die Formulierung der Legende kann nur so verstanden werden, als mit der Laparotomie als „selbständige Leistung" eine diagnostische Laparotomie und nicht etwa die Eröffnung der Bauchhöhle als notwendiger Bestandteil intraabdomineller Eingriffe gemeint ist.

Über die diagnostische Laparotomie hinaus ist die Geb.-Nr. 2635 bei speziellen Indikationen der septischen Chirurgie der Bauchhöhle (intraabdominale oder subphrenische Abszesse) abrechenbar. Dem u. U. erhöhten Schwierigkeitsgrad dieser Operationen ist durch die einheitliche Punktzahl von 1250 Punkten nicht Rechnung getragen. Eine vorgeschaltete Laparoskopie (Nr. 770) ist entgegen dem „Kölner Kommentar" gesondert berechnungsfähig.

2636 *Operative Darmmobilisation bei Ver-* **2000**
wachsungen, als selbständige Leistung

Die Legende der Geb.-Nr. 2636 stellt ausdrücklich auf die operative Darmmobilisation bei Verwachsungen als selbständige Leistung ab. Damit ist es nicht möglich, die Geb.-Nr. 2636 zusätzlich zu operativen Eingriffen in der Bauchhöhle anzusetzen, selbst wenn ausgedehnte Verwachsungen gelöst werden müssen, bevor der geplante Organeingriff durchgeführt werden kann.

Die Geb.-Nr. 2636 hat ihre Anwendung bei gezielten Eingriffen, z. B. zur Beseitigung blockierender Verwachsungsstränge im Bauchraum, beim akuten Adhäsions- und Strangileus oder bei der Adhäsiolyse. Die Operation nach Noble ist nach den Geb.-Nr. 95 ff. abzurechnen.

2637 *Operative Versorgung einer postope-* **2200**
rativen intraabdominellen Nachblutung, als selbständige Leistung

Auch in der Legende zu dieser Gebührennummer ist die selbständige Leistung hervorgehoben. Insofern kann die Geb.-Nr. 2637 nicht zusätzlich neben anderen Eingriffen in der Bauchhöhle abgerechnet werden, zumal die begrifflich klare Definition „Nachblutung" dies verbietet. Sie ist auch nicht berechnungsfähig neben der Geb.-Nr. 2828 (Freilegen eines Blutgefäßes in der Brust- oder Bauchhöhle... (s. a. Wezel/Liebold).

2640 *Exstirpation der Gallenblase* **2800**
(Cholezystektomie)

Hiermit ist die klassische operative Entfernung der Gallenblase durch Laparotomie gemeint. Wie bei den meisten Organeingriffen in der Bauchhöhle beinhaltet die Geb.-Nr. 2640 alle operativen Einzelschritte, die in der Gesamtleistung „Cholezystektomie" enthalten sind. Folgende intraoperativ erbrachte diagnostische Maßnahmen sind zusätzlich abzurechnen:

1. intraoperative Manometrie (Geb.-Nr. 2641),
2. intraoperative Choledochoskopie (Geb.-Nr. 2646),
3. Kontrastmitteluntersuchung der Gallenwege (Geb.-Nr. 5065),
4. Einbringung des Kontrastmittels zur Röntgendarstellung natürlicher oder fehlerhaft entstandener Gänge, Gangsysteme, Höhlen oder Fisteln, ggf. intraoperativ (Geb.-Nr. 6060)
5. ggf. Bauchteilaufnahme (Geb.-Nr. 5062.

Die Geb.-Nr. 2640 ist neben der Geb.-Nr. 2645 nicht berechenbar.

Bei laparoskopischer Cholezystektomie sind zusätzlich zur Nr. 2640 die diagnostische Laparoskopie (Nr. 770) und die jeweiligen Punktionen der Bauchhöhle (Nr. 307) ansetzbar.

2641 *Intraoperative Manometrie an den*   **200**
Gallenwegen (Prüfung des Papillen-
widerstandes)

Diese Zusatzmaßnahme ist bei der Cholezystektomie oder bei den Eingriffen an den Gallenwegen zusätzlich abrechenbar.

2645 *Operation an den Gallenwegen*   **3500**
(z. B. Choledochusrevision), ggf. einschl.
Exstirpation der Gallenblase

Unter dieser Gebührennummer sind die transabdominalen operativen Eingriffe an den Gallenwegen abzurechnen, während den endoskopischen Eingriffen die Geb.-Nrn. 750–752 vorbehalten sind. Erfolgt die Choledochusrevision im zeitlichen Zusammenhang mit einer Cholezystektomie, ist letztere nicht zusätzlich berechenbar. Dagegen können die intraoperativen diagnostischen Maßnahmen, wie Kontrastmitteluntersuchung der Gallenwege auch mit Eilaufnahmen zusätzlich abgerechnet werden (s. Bemerkung unter Geb.-Nr. 2640). Wird beim eingeklemmten, auf andere Weise nicht entfernbaren Papillenstein dieser im gleichen Eingriff durch eine transduodenale Papillotomie entfernt, ist dieser Eingriff zusätzlich zur Geb.-Nr. 2645 mit der Geb.-Nr. 2648 abrechenbar.

2646 *Choledochoskopie, intraoperativ*   **550**

Diese auch von der Punktzahlbewertung her zusätzliche diagnostische Maßnahme ist bei den Operationen an der Gallenblase und -wegen abrechenbar (s. a. Bemerkung zu den Geb.-Nrn. 2640 und 2645).
Die endoskopische Choledochoskopie mit Cholangiographie kann nach Geb.-Nr. 750 abgerechnet werden (s. auch Wezel-Liebold).

2647 *Biliodigestive Anastomose mit Inter-*   **4200**
position eines Darmabschnittes
(z. B. Choledochojejunostomie)

Unter dieser Gebührennummer werden die Korrekturoperationen zur Behebung von meist narbigen Strikturen an den Gallenwegen abgerechnet. Als ein Beispiel für die Ableitung aus dem gestauten Gallenwegsystem ist die Choledochojejunostomie genannt. Andere Operationsvarianten sind dadurch nicht ausgeschlossen.

Die in der Legende aufgeführte Operationsmethode der „Interposition eines Darmabschnittes" beinhaltet alle mit dieser Operation verbundenen Einzelschritte einschl. Enteroanastomosen. Die Geb.-Nr. 2680 ist vom Wortlaut ihrer Legende her [Enteroanastomose(n) zur Ausschaltung bzw. Umgehung von Magen, Dünndarm oder Dickdarm, als selbständige Leistung] nicht zusätzlich berechenbar.

2648 *Transduodenale Sphinkterotomie,*   **2800**
ggf. einschl. Probeexzision

Dieser Eingriff wird notwendig bei der transabdominalen transduodenalen Entfernung eines eingeklemmten Papillensteines. Dagegen ist die Probeexzision zur Differenzierung einer entzündlichen oder neoplastischen Papillenstenose über den offenen transabdominalen Weg eher selten geworden. Wird eine endoskopische Sphinkterdurchtrennung mit entsprechenden Zusatzmaßnahmen durchgeführt, sind diese nach den Geb.-Nrn. 750–752 abrechenbar.

2650 *Probeexzision aus dem Pankreas*   **1800**
(per Laparotomie), als selbständige
Leistung

Mit dieser Gebührennummer ist eine unter verbesserten diagnostischen Möglichkeiten selten gewordene Operation abrechnungsfähig. Da die Legende die Probeexzision als selbständige Leistung betont, kann die Gebührennummer 2650 nicht neben der Geb.-Nr. 2651 abgerechnet werden.

2651 *Pankreasschwanzresektion*   **2500**

Die isolierte Resektion des Pankreasschwanzes kann in seltenen Fällen bei der Tumorchirurgie des Pankreas in Betracht kommen. Ist der Abfluß des Pankreassaftes über die Papille nicht gewährleistet, muß seine Einleitung in den Darm erfolgen. In diesen Fällen ist die Geb.-Nr. 2680 zusätzlich abrechenbar.
Muß aus Radikalitätsgründen eine Pankreasschwanzresektion der erweiterten Magenresektion oder Gastrektomie zugefügt werden, ist die Geb.-Nr. 2651 neben der Hauptleistung abrechenbar. Dies gilt auch für die Pankreasschwanzresektion im Rahmen einer Milzoperation.

2655 *Milzexstirpation oder organerhalten-*   **2200**
der Eingriff an der Milz

Unter dieser Gebührennummer sind zwei unterschiedliche Leistungen der Milzchirurgie mit gleicher Punktzahlbewertung zusammengefaßt. Der Schwierigkeitsgrad und die Zeitdauer der milzerhaltenden Chirurgie sind größer als die alleinige Milzexstirpation, von der Splenomegalie abgesehen. Eine Trennung beider Operationen für eine gerechte Abrechnung ist wünschenswert.

2660 *Operation einer Zwerchfellhernie,* **3600**
z. B. durch Fundoplikatio

Die Begriffsbestimmung „Zwerchfellhernie" ist in der Legende unscharf, gemeint kann nur die Hiatushernie sein, da als Operationsbeispiel die Fundoplikatio genannt ist. Die Legende erwähnt nicht den operativen Zugangsweg, der beim genannten Beispiel der Fundoplikatio ausschließlich transabdominal ist. Auch andere Operationsmethoden zur Beseitigung der Hiatushernie sind unter dieser Nummer abrechenbar. Der transthorakale Zugangsweg für die operative Behandlung einer Hiatushernie ist nach den Geb.-Nrn. 97 und 98 abrechnungsfähig. Dies gilt auch für die sog. traumatische Zwerchfellhernie.

2661 *Operation der Zwerchfellrelaxation* **3800**
durch Raffung, Faltung oder Doppelung

Diese ausschließlich transthorakal durchzuführende Operation hat einen engumgrenzten Anwendungsbereich. Die Modifikationen sind in der Legende genannt.

2665 *Naht der Magen- und/oder Darm-* **2300**
wand nach Perforation oder nach Verletzung, einschl. Spülung des Bauchraumes

Die Legende bezieht sich sowohl auf die operative Behandlung der endogen verursachten Perforationen im Bereich des Magen-Darm-Kanales als auch auf die Perforationen, die infolge traumatischer Einwirkung entstanden sind. Ebenso sind die iatrogenen Verletzungen des Magen-Darm-Kanales bei endoskopischen Untersuchungen nach der Geb.-Nr. 2665 abrechenbar (s. Kölner Kommentar).
Als operative Maßnahme zur Sanierung der Perforation ist in der Geb.-Nr. 2665 lediglich die Naht (Übernähung) genannt. Müssen dagegen weitergehende Maßnahmen (z. B. Resektionen geschädigter Wandabschnitte) erfolgen, kann der Gesamteingriff nach den Geb.-Nrn. 95 ff. abgerechnet werden. Wird nach der Übernähung des perforierten Ulcus duodeni z. B. in gleicher Sitzung eine Vagotomie hinzugefügt, ist diese Leistung mit der Geb.-Nr. 2666 zusätzlich berechenbar.
Die Geb.-Nr. 2665 kann im Bedarfsfall auch mehrfach abgerechnet werden, wenn Mehrfachperforationen von Magen- und Darmwand in einer Sitzung übernäht werden müssen. Die Leistung nach der Geb.-Nr. 2665 kann dann nicht abgerechnet werden, wenn die Perforation der Magen- und/oder Darmwand während eines planmäßigen Eingriffes in der Bauchhöhle zustandegekommen ist. (s. Kommentar Wezel/Liebold und Kölner Kommentar).

2666 *Vagotomie am Magen, ggf. einschl.* **4500**
Ulkusumstechung und/oder Pyloroplastik und/oder Gastroenterostomie

Die Legende der Geb.-Nr. 2666 läßt keinen Spielraum für weitere zusätzliche operative Maßnahmen im Rahmen einer Vagotomie am Magen. Alle Modifikationen der Vagotomie mit und ohne Drainageoperationen sind unter der Geb.-Nr. 2666 abzurechnen. Die in der Legende genannte evtl. zusätzliche Ulkusumstechung bezieht sich in erster Linie auf das blutende Ulcus duodeni, eine operative Leistung, die nicht gesondert berechnet werden kann. Dagegen ist bei der Kombination von Vagotomie und Übernähung des perforierten Ulkus die Nebeneinanderberechnung der Geb.-Nrn. 2665 und 2666 berechtigt (s. Kommentar zur Geb.-Nr. 2665).

2667 *Resezierende Operation am Magen,* **4400**
einschl. der erforderlichen Enteroanastomosen

Mit der Geb.-Nr. 2667 ist die Magenresektion jedweder Modifikation einschl. der zugehörigen Anastomosen abrechenbar. Die Geb.-Nr. 2680 [Enteroanastomose(n) zur Ausschaltung...] ist nicht zusätzlich abrechenbar. Im Rahmen der Karzinomchirurgie des Magens mit Erhaltung eines Magenstumpfes ist die ggf. erforderliche Erweiterung des Eingriffes um die Teilresektion des Pankreasschwanzes oder der Milzexstirpation zusätzlich mit den Geb.-Nrn. 2651 und/oder 2655 abrechenbar (s.d.). Die totale Gastrektomie ist nach den Geb.-Nrn. 95 ff. zu berechnen (s. auch Kölner Kommentar).

2670 *Operative Beseitigung von Lageano-* **2800**
malien innerhalb des Magen-Darm-
Traktes oder des Volvulus oder Invagination

Die Legende der Geb.-Nr. 2670 bezieht sich auf die Operationsverfahren zur Beseitigung von Lageanomalien vorwiegend im Neugeborenen-, Säuglings- und Kleinkindesalter.
Die Operation der Invagination wird ebenfalls vorwiegend im Säuglingsalter erforderlich. Auch im Rahmen der Störungen der Darmwegsamkeit (Ileus) infolge eines Dünndarm- oder Dickdarmvovulus ist die Geb.-Nr. 2670 abrechenbar.

2675 *Pyloromyotomie* **1500**

Mit dieser Gebührennummer ist die operative Spaltung des Pylorusmuskels im Säuglings- und Kleinkindesalter z. B. nach Weber-Ramstedt abzurechnen. Mit dieser Gebührennummer ist die Pyloroplastik im Zusammenhang mit der Vagotomie am Magen nicht zusätzlich abrechenbar.

2680 *Entero-Anastomose(n) zur Ausschal-* **2700**
tung bzw. Umgehung von Magen,
Dünndarm oder Dickdarm, als selbständige Leistung

Die Deklaration der Geb.-Nr. 2680 „als selbständige Leistung" schließt aus, daß sie neben den Geb.-Nrn. 2667 oder 2710 gesondert abrechnungsfähig ist (s. a. Wezel/Liebold). Ansonsten hat die Geb.-Nr. 2680 vielfältige Anwendungsbereiche in der Chirurgie des Magen-Darm-Traktes, sowohl bei gutartigen entzündlichen als auch bei malignen Erkrankungen einschl. der Chirurgie der Darmwegsamkeitsstörungen (Ileus). Bei ggf. erforderlichen gleichzeitig resezierenden Eingriffen am Dünn- oder Dickdarm ist der Gesamteingriff nach den Geb.-Nrn. 95 ff. abzurechnen.

2690 *Exstirpation des Meckel-Divertikels,* **2300**
ggf. einschl. Appendektomie

Nach dem Sinngehalt der Legende gilt die Geb.-Nr. 2690 sowohl für die alleinige Exstirpation des Meckel-Divertikels als auch für dessen Entfernung im Rahmen einer Appendektomie. Die Appendektomie mit gleichzeitiger Entfernung des Meckel-Divertikels ist also mit der Geb.-Nr. 2690 abrechenbar.

2700 *Exstirpation des Wurmfortsatzes* **1700**
(Appendektomie)

Die Geb.-Nr. 2700 deckt die Appendektomie aller morphologischen Strukturänderungen des Wurmfortsatzes ab, gilt also sowohl für die Entfernung der „blanden" als auch für die der perforierten Appendix.
Im Falle der gleichzeitigen Exstirpation des Meckel-Divertikels kann die Geb.-Nr. 2690 abgerechnet werden (s. d.). Eine Nebeneinanderberechnung der Geb.-Nrn. 2700 und 2635 (Eröffnung eines perityphlitischen Abszesses) kann nicht erfolgen, da die Geb.-Nr. 2635 als selbständige Leistung ausgewiesen ist.
Bei laparoskopischer Appendektomie sind zusätzlich zur Nr. 2700 die diagnostische Laparoskopie (Nr. 770) und die jeweiligen Punktionen der Bauchhöhle (Nr. 307) ansetzbar. Im Zusammenhang mit einem gynäkologischen Eingriff an den Adnexen einer Seite (transabdominal, transvaginal oder endoskopisch) kann die Appendektomie nach der dort ausgewiesenen Geb.-Nr. 1150 als Zuschlagsleistung mit der Geb.-Nr. 1151 (600 Punkte) abgerechnet werden. Diese Zuschlagsregelung gilt auch für die Geb.-Nrn. 1128 und 1138 (s.d.).

2705 *Orthograde Darmspülung, einschl.* **250**
Sondeneinführung in das Duodenum

Der Anteil der rein ärztlichen Leistung zur Erfüllung des Leistungszieles „Spülung des Darmes" vorwiegend vor geplanten Dickdarmoperationen kann nur in der kontrollierten Sondeneinführung in das Duodenum bestehen, während die eigentliche mehrstündige Spülung an eine Pflegekraft delegiert wird.
Es ist zweifelhaft, ob dem Kommentar von Wezel/Liebold gefolgt werden kann, der für die nachfolgende Spülung die Geb.-Nr. 2216 ansetzt, da der Text der Legende der Geb.-Nr. 2705 die Spülung ausdrücklich einschließt.

2710 *Teilresektion des Kolons, ggf. einschl.* **4200**
Anastomose oder endständigen Anus
praeter

Mit dieser Gebührennummer ist die Teilresektion des Kolons in allen Abschnitten abrechenbar.
Die Anastomose ist Leistungsinhalt der Geb.-Nr. 2710 wie auch der ggf. notwendige endständige Anus praeter. Eine zusätzliche Berechnung für

dessen Anlegung ist also nicht möglich. Ebenso kann die Geb.-Nr. 2710 nicht zusätzlich zur Geb.-Nr. 2711 in Ansatz gebracht werden.

2711 *Kolektomie, auch subtotal mit Ileostomie* **5500**

Mit dieser Gebührennummer ist neben der subtotalen auch die totale Kolektomie, z. B. bei der Colitis ulcerosa oder der Polyposis abrechnungsfähig. Die nach der Proktokolektomie abschließende terminale Ileostomie ist in der Geb.-Nr. 2711 eingeschlossen, falls keine Durchzugsoperations bevorzugt wird. Diese und auch die in letzter Zeit bevorzugte Pouchbildung müssen des ungleich größeren Aufwandes wegen nach den Geb.-Nrn. 95 ff. abgerechnet werden.

2715 *Peranale Entfernung eines Rektumtumors, ggf. mit Durchtrennung der Schließmuskulatur (Rectostomia posterior) einschl. Naht.* **3500**

Der Wortlaut der Legende läßt es zu, mit dieser Gebührennummer sowohl die alleinige peranale Entfernung eines Rektumtumors als auch die mit der Durchtrennung der Schließmuskulatur kombinierten Eingriffe einschl. der Naht abzurechnen. Die peranale Entfernung des „Rektumpolypen" mit Hilfe des Rektoskopes ist über die Geb.-Nrn. 765 und 766 mit Zuschlägen nach den Geb.-Nrn. 81 bzw. 86 abzurechnen.

2716 *Abdomino-perineale Rektumexstirpation einschl. Kolostomie oder tiefe anteriore Rektumresektion* **5500**

Mit dieser Gebührennummer sind zwei in etwa gleichwertige Operationsverfahren zur Eliminierung des Rektums abzurechnen. Falls bei der tiefen anterioren Rektumresektion in gleicher Sitzung ein protektiver Anus praeter angelegt werden muß, ist diese Operation als ein zusätzlicher selbständiger Eingriff aufzufassen und mit der Geb.-Nr. 2720 abzurechnen.
Der Teilsatz in der Legende „einschl. Kolostomie" bezieht sich lediglich auf die abdomino-perineale Rektumresektion, hierbei ist die Anlage eines protektiven Anus praeter nicht abrechenbar.

2717 *Ausräumung des pelvinen oder des paraaortalen Lymphstromgebietes oder Netzresektion* **1800**

Die Legende beschreibt die im Rahmen der radikalen Krebschirurgie notwendige Ausräumung mindestens des regionären Lymphstromgebietes. Nicht gemeint ist die Entfernung lediglich einzelner Lymphknoten. Die Geb.-Nr. 2717 ist neben der operativen Maßnahme am Primärorgan in gleicher Sitzung zusätzlich berechenbar, kann aber auch gelegentlich als Einzelleistung anfallen und abgerechnet werden. Da die Legende nur auf die Ausräumung des pelvinen oder des paraaortalen Lymphstromgebietes abstellt, ist bei krebsurgischen Eingriffen im Oberbauch mit Ausräumung des regionären Lymphstromgebietes ggf. die Gesamtleistung nach den Geb.-Nrn. 95 ff. abzurechnen.

Die Netzresektion – durch „oder" von den Ausräumungen der Lymphstromgebiete abgegrenzt – ist ein abrechnungsfähiger selbständiger Eingriff, der im Rahmen einer intraabdominellen Operation, die die Resektion des Omentum maius erforderlich macht, zusätzlich angesetzt werden kann.

2720 *Anlegen eines Anus praeter (Kolostomie, Enterostomie oder Zökalfistel), als selbständige Leistung* **1700**

Obwohl allein die Kolostomie der Definition des Anus praeter entspricht, werden in der Legende auch die Enterostomie oder Zökalfistel mit gleicher Punktzahl bewertet. Als selbständige Leistung sind diese Operationen zur Ableitung von Dünn- oder Dickdarminhalt nach außen immer dann aufzufassen, wenn sie nicht durch ihre Benennung in einer Leistungslegende bereits ausgeschlossen sind – wie z. B. bei den Geb.-Nrn. 2711 und 2716.

In der Geb.-Nr. 2710 (Teilresektion des Kolons, ggf. einschl. Anastomose oder endständigem Anus praeter) ist nur eine Variante der Kotableitung, nämlich der definitive, d. h. endgültige endständige Anus praeter genannt. Eine protektive Kolostomie oder Zökalrohrfistel zur Sicherung der Anastomose ist als Zusatzleistung zur Geb.-Nr. 2710 deswegen abrechnungsfähig, weil es sich nicht um einen notwendigen Bestandteil der Leistung nach Geb.-Nr. 2710 handelt. Das Anlegen einer Ernährungsfistel über den Dünndarm ist unter der Geb.-Nr. 2720 ebenfalls abrechenbar.

2721 *Anus-praeter-Bougierung je Sitzung* **100**

Diese Gebührennummer ist zur Abrechnung der ärztlichen Leistung bei der Bougierung von Anuspraeter-Strikturen gedacht. Die unblutige Erweiterung des Mastdarmschließmuskels ist mit der um 10 Punkte höher bewerteten Geb.-Nr. 366 abzurechnen.

2722 *Unterweisung eines Anus-praeter-Patienten in der Irrigatormethode zur Darmentleerung*   160

Diese Leistung kann nur einmal im Krankheitsfall je Patient abgerechnet werden (s. Wezel/Liebold). Beratungsleistungen eines Anus-praeter-Patienten, die sich nicht auf die Irrigatormethode beziehen, müssen mit anderen Beratungsnummern abgerechnet werden.

2725 *Verschluß eines Anus praeter (Z.-Nrn. 82/87)*   **1250**

Mit dieser Gebührennummer ist die Auslösung und Übernähung des Kolostoma abzurechnen, ein Eingriff, der die Darmkontinuität erhält.

2726 *Verschluß eines Anus praeter mit Darmresektion*   **1750**

Es handelt sich nach dem Text der Legende um die Auslösung des Darmes mit Resektion des ehemaligen Kolostoma und Wiederherstellung der Darmkontinuität mittels einer Enteroanastomose.
Diese umfangreiche Leistung entspricht derjenigen nach der Geb.-Nr. 2710. Da die Bemessung der Geb.-Nr. 2726 mit 1750 Pkt. nicht dem Umfang der Leistung entspricht, wird statt dessen der Ansatz der Geb.-Nr. 2710 empfohlen.

Allgemeine Bemerkungen zu Nrn. 2740 ff.

Zu den operativen Eingriffen im Bereich des Analkanales und des Enddarmes gehören folgende Voruntersuchungen, die dann als Zusatzleistungen berechenbar sind, wenn sie im Text der Legenden zu den Geb.-Nrn. 2740 ff. nicht ausdrücklich ausgeschlossen sind:
Digitale Untersuchung des Mastdarmes nach Geb.-Nr. 360, Proktoskopie nach Geb.-Nr. 631, Rektoskopie nach Geb.-Nr. 755, evtl. die unblutige Spinkterdehnung nach Geb.-Nr. 366.

Besondere Bemerkungen

2740 *Blutige Erweiterung des Mastdarmschließmuskels (Sphinkterotomie), als selbständige Leistung (Z.-Nrn. 80/85)*   350

Nach dem Text der Legende ist zu schließen, daß es sich bei der blutigen Erweiterung des Mastdarmschließmuskels um die operative Behandlung einer Fissur handelt. Im Gegensatz zur folgenden Geb.-Nr. 2741 ist die Geb.-Nr. 2740 als selbständige Leistung ausgewiesen.
Eine vorherige Proktoskopie zur Lokalisierung einer Fissur und/oder eine Rektoskopie zum Ausschluß höher gelegener krankhafter Veränderungen im Mastdarm sind mit den Geb.-Nrn. 361 und 755 zusätzlich berechenbar.

2741 *Operation einer Analfissur durch laterale Sphinkterotomie, ggf. einschl. Exzision (Z.-Nrn. 80/85)*   400

Mit dieser Gebührennummer ist die laterale Sphinkterotomie nach Parks bei der chronischen Analfissur abrechnungsfähig, bezüglich Proktoskopie und Rektoskopie s. Vorbemerkung.

2742 *Operative Versorgung einer Mastdarmverletzung (Z.-Nrn. 81/86)*   600

Schon von der niedrigen Punktzahlbewertung her kann es sich nur um die Versorgung oberflächlicher Schleimhautverletzungen im Analkanal und unteren Mastdarmbereich handeln. Der Dammriß II. und III. Grades kann mit der höher bewerteten Geb.-Nr. 1045 abgerechnet werden.
Die schwerwiegenden, meist kombiniert extra- und intraperitonealen Mastdarmverletzungen machen stets eine Laparotomie mit Übernähung oder auch Resektion des geschädigten Darmabschnittes und ggf. zusätzlich die Anlage eines Anus praeter erforderlich.
Abzurechnen sind diese Leistungen mit den entsprechenden Gebührennummern oder ggf. nach den Geb.-Nrn. 95 ff.

2745 *Operation einer submukösen perianalen Fistel*   300

Neben den unter den Allgemeinen Vorbemerkungen aufgeführten zusätzlichen diagnostischen Maßnahmen ist eine prä- und intraoperative Sondierung und/oder Katheter- und/oder Fistelfüllung nach Geb.-Nr. 295 abrechenbar. Wenn eine Röntgenuntersuchung der Fistel in eigener Regie erfolgt, ist diese Leistung nach der Geb.-Nr. 5095 abrechenbar.

Die von Wezel-Liebold in den Erläuterungen zur Geb.-Nr. 2745 abrechenbare Drainage bezieht sich möglicherweise auf die Fadenmethode. Diese ist aber – falls sie angewandt wird – mit der Geb.-Nr. 2746 abzurechnen, da die umstrittene Fadenmethode nur bei den „sphinkterdurchbohrenden" Fisteln sinnvoll ist.

2746 *Operation einer intersphinkteren* **500**
(intermuskulären) perianalen Fistel
(Z.-Nrn. 81/86)

Es handelt sich hierbei um die gegenüber unter der Geb.-Nrn. 2745 aufgeführten Operation schwieriger und aufwendigere Fisteloperation. Zusatzleistungen s. unter Allgemeinen Vorbemerkungen.

2747 *Operation einer transsphinkteren* **800**
(ischiorektalen perianalen Fistel)
(Z.-Nrn. 81/86)

Diese technisch schwierige und aufwendige Operation ist von der Punktzahl her gegenüber anderen Fisteloperationen deutlich unterbewertet. Falls ein protektiver Anus praeter angelegt wird, ist diese Zusatzleistung mit der Geb.-Nr. 2720 abrechenbar. Zusatzleistungen s. Allgemeine Vorbemerkungen.

2750 *Exzision von Hämorrhoidalknoten,* **1050**
segmentär nach Milligan-Morgan
(Z.-Nrn. 82/87)

Der Text der Legende, der bei der Entfernung von Hämorrhoidalknoten auf die Mehrzahl abstellt, läßt es nicht zu, die Geb.-Nr. 2750 bei der operativen Behandlung des Hämorrhoidalleidens mehrfach in Ansatz zu bringen, selbst wenn die Segmentresektion in typischer Weise dreifach erfolgt ist.

Zusatzleistungen s. unter Allgemeine Vorbemerkungen.

2751 *Exzision von Hämorrhoidalknoten, sub-* **1800**
mukös nach Parks (Z.-Nrn. 82/87)

Wie bei der Geb.-Nr. 2747 ist bei der Geb.-Nr. 2750 eine Mehrfachberechnung nicht möglich. Der erschwerten Operationstechnik ist durch Anheben der Punktzahl auf 1800 Rechnung getragen.

Nachsatz zu den Hämorrhoidenoperationen: Die Spaltung der perianalen Thrombosen ist nach der Geb.-Nr. 370, die Exzision perianaler Thrombosen nach der Geb.-Nr. 372 berechenbar (s. auch Kölner Kommentar).

Die Sklerosierung von Hämorrhoidalknoten ist nach der Geb.-Nr. 371 (s.d.), die Ligaturbehandlung nach der Geb.-Nr. 374 (s.d.), die kryochirurgische Behandlung nach der Geb.-Nr. 374 (s.d.) und die Infrarotkoagulation nach der Geb.-Nr. 375 (s.d.) abrechenbar.

2755 *Operation des Mastdarmvorfalles mit* **2600**
Eröffnung der Bauchhöhle

Es handelt sich hierbei um die Raffungs- und Anheftungsoperationen des Rektums mit ggf. zusätzlicher Einmanschettierung von der Bauchhöhle her.

Wenn ein protektiver Anus praeter notwendig wird, ist dieser nach der Geb.-Nr. 2720 zusätzlich berechnungsfähig.

VII. Thorax- und Gefäßchirurgie

2800 *Anlegen einer Pleuradrainage*   **600**
(Z. Nrn. 81/86)

Einbringen einer Drainage in die Thoraxhöhle an unterschiedlichen Stellen mit und ohne Trokar z. B. bei Pleuraergüssen, Empyembildung, Hämato- oder Pneumothorax.

2801 *Spülung eines Pleuraraumes bei liegender Drainage, ggf. einschl. Einbringung von Medikamenten*   **150**

Die Spülung unmittelbar nach Anlegen einer Pleuradrainage, aber auch die im weiteren Behandlungsverlauf erforderlichen Spülungen sind gesondert berechenbar.

2802 *Drainage des Mediastinums*   **600**

Einbringen von Drainagen in das Mediastinum vom Jugulum oder vom Epigastrium her mit instrumenteller oder zusätzlicher digitaler Technik.

2805 *Thorakotomie zu diagnostischen Zwecken, ggf. einschl. Gewebeentnahme, oder Thorakotomie mit Herzmassage (Z.-Nrn. 82/87)*   **1500**

Gemeint ist die rein diagnostische, sog. kleine Thorakotomie mit oder ohne Gewebsentnahmen aus der Pleura und dem Lungenparenchym sowie die Thorakotomie zur Durchführung der „offenen Herzmassage".

2806 *Bronchotomie zur Entfernung von Fremdkörpern oder Tumoren*   **2800**

Die dazu erforderliche Thorakotomie ist in die Leistung einbezogen und kann nicht zusätzlich berechnet werden. Die Verwendung der Mehrzahl in der Legende schließt die Entfernung mehrerer Fremdkörper oder Tumoren ein. Eine Mehrfachberechnung ist nicht möglich.

2810 *Resektion einer Rippe, als selbständige Leistung (Z.-Nrn. 81/86)*   **750**

Gemeint ist die extrapleurale Resektion einer Rippe. Werden mehrere Rippen entfernt, ist die Geb.-Nr. 2810 auch mehrfach berechenbar (siehe auch Wezel/Liebold).

2815 *Schrittmacher-Erstimplantation, einschl. Elektrodenplazierung, oder Elektrodenwechsel bei implantiertem Schrittmacheraggregat (Z.-Nrn. 83/88)*   **1800**

Beschrieben werden zwei unterschiedliche Leistungsinhalte.
1. Die Erstimplantation einschl. Elektrodenplazierung und
2. der Elektrodenwechsel (z. B. bei Elektrodenbruch oder Dislokation).

Muß beim Elektrodenwechsel zugleich das Aggregat gewechselt werden, so sind die Leistungen nach den Geb.-Nrn. 2815 und 2816 nebeneinander berechnungsfähig. Dies ist sachlich gerechtfertigt, da der Zweiteingriff technisch schwieriger ist.

2816 *Wechsel des Schrittmacheraggregates*   **750**
(Z.-Nrn. 81/86)

2820 *Venae sectio*   **180**

Beinhaltet die operative Freilegung und Kanülierung einer Vene.
Wird nach der Kanülierung eine Infusion gelegt, kann je nach Dauer die Geb.-Nrn. 271 bzw. 272 pro Tag einmal berechnet werden (s. Kölner Kommentar).

2821 *Implantation eines permanenten Zuganges (Port) zu einem Gefäß (Z.-Nrn. 81/86)*   **500**

Darunter ist ein unter die Haut versenktes System (Port) mit Anschluß an das Gefäßsystem zu verstehen. Der arteriovenöse Shunt ist nach den Geb.-

Nrn. 2850 bzw. 2851 berechnungsfähig. Die Spülung eines Ports ist nach Geb.-Nrn. 265 zusätzlich berechenbar.

2825 *Freilegung und Unterbindung einer* **500**
tiefen Vene oder einer Arterie an den
Gliedmaßen als selbständige Leistung
(Z.-Nrn. 81/86)

Die Gebührennummer ist nur als selbständige Leistung berechnungsfähig, nicht aber im Rahmen eines größeren anderen chirurgischen Eingriffs. Sie ist auch nicht im Rahmen einer Wundversorgung an gleicher Stelle abrechenbar. Wird jedoch eine tiefe Vene oder Arterie an anderer Stelle gesondert freigelegt, so ist diese Leistung nach Geb.-Nr. 2825 gesondert berechenbar. Die Versorgung mehrerer Gefäße, für die Geb.-Nr. 2825 zutrifft, ist mehrfach berechenbar.
Die Unterbindung von Seitenastvarizen und Perforansvenen ist nach Geb.-Nr. 2860 abzurechnen.
Die Biopsie der A. temporalis ist nach Geb.-Nr. 2825 abrechnungsfähig (ebenso Wezel/Liebold).

2826 *Rekonstruktion einer durch Verlet-* **900**
zung eröffneten tiefen Vene oder einer
Arterie an den Gliedmaßen durch Gefäßnaht (Z.-Nrn. 81/86)

Gemeint ist die Rekonstruktion mittels direkter Naht. Sind andere rekonstruktive Maßnahmen (Patch-Plastik, Interpositionsplastik u. a.) erforderlich, sind diese nach den speziellen Gebührennummern (z. B. Geb.-Nr. 2846) abzurechnen.
Die eigentliche Wundversorgung bleibt nach Geb.-Nr. 2000 ff. berechenbar.
Die mikrochirurgische Rekonstruktion von Finger- und Zehenarterien ist nach Geb.-Nr. 2842 abzurechnen.

2827 *Freilegung eines Blutgefäßes am Hals* **1200**
und Unterbindung oder Naht als selbständige Leistung (Z.-Nrn. 82/87)

Beinhaltet die Freilegung und Unterbindung oder Naht wegen einer Verletzung oder zum offenen Einbringen eines zentralen Katheters.
Sind Gefäßfreilegungen und Unterbindungen notwendige Bestandteile eines anderen chirurgischen Eingriffes am Hals (z. B. bei der Strumektomie), so sind sie nicht gesondert berechenbar.

2828 *Freilegung eines Blutgefäßes in der* **2200**
Brust- oder Bauchhöhle und Unterbindung oder Naht, als selbständige Leistung

Die mit der Freilegung eines Gefäßes notwendige Thorakotomie oder Laparotomie sind Bestandteil des Eingriffs und nicht zusätzlich berechenbar. Die Versorgung einer intraabdominellen postoperativen Nachblutung ist nach der Geb.-Nr. 2637 berechenbar.

2830 *Druckmessung(en) oder Flußmes-* **300**
sung(en) am freigelegten Blutgefäß

Messungen an mehreren freigelegten Gefäßen sind nebeneinander berechenbar. Mehrere Messungen an demselben freigelegten Gefäß dagegen sind nur einmal nach Geb.-Nr. 2830 berechnungsfähig.

2831 *Gefäßendoskopie, intraoperativ* **1500**

Endoskopien von Arterien und Venen vor, während und nach Gefäßeingriffen sind zusätzlich zum Haupteingriff berechnungsfähig.

2835 *Operative Entnahme einer Vene zum* **500**
Gefäßersatz

Neben längerstreckigen Venenentnahmen werden auch kurzstreckige Venenanteile für Patch-Plastiken mit dieser Leistungsziffer abgegolten. Die Entnahme der Vena saphena magna zum Arterienersatz ist mit 500 Punkten eindeutig unterbewertet.

2836 *Operative Entnahme einer Arterie* **800**
zum Gefäßersatz

Neben der seltenen längerstreckigen Arterienentnahme ist auch die kurzstreckige Entnahme von Arterienanteilen, beispielsweise für Patch-Plastiken oder Interpositionen, gemeint. Falls eine Rekonstruktion am Entnahmegefäß notwendig ist, ist sie gesondert berechenbar.

2840 *Rekonstruktive Operation an einer* **4500**
Halsschlagader, einer Vertebralarterie oder den Aortenbogenästen, ggf. einschl. Shuntprotektion

Die Postition deckt die Rekonstruktion der jeweiligen Arterie unabhängig vom gewählten Verfahren (z. B. Ausschälung, Patch-Plastik, homologer oder heterologer Ersatz etc.) ab. Die Entnahme eines Venenanteils für eine Patch-Plastik ist zusätzlich mit der Geb.-Nr. 2835 abrechnungsfähig.

2841 *Rekonstruktive Operation an einer Armarterie oder Carotis-Axillaris-Bypass, Subclavia-Axillaris-Bypass, axillo-humerale Umleitung oder axillo-axilläre Umleitung* **3700**

Unter diese Rekonstruktionen fallen neben der Rekonstruktion der Armarterie auch die variablen Bypass-Verfahren im supraaortalen Bereich bei extrathorakaler Positionierung und unter Verwendung verschiedener Ersatzmaterialien. Bei Entnahme kurzstreckiger oder auch längerstreckiger Venenanteile kann zusätzlich die Geb.-Nr. 2835 abgerechnet werden.

2842 *Rekonstruktive Operation an einer Finger- oder Zehenarterie, mikrochirurgisch* **2000**

Hierunter fallen nur die rekonstruktiven Eingriffe im Bereich der Finger und Zehen, die in mikrochirurgischer Technik durchgeführt werden, d. h. mit mikrochirurgischem Instrumentarium.

2843 *Rekonstruktive Operation an der Aorta abdominalis bei Stenose oder Verschluß* **4800**

Beinhaltet die Rekonstruktionsverfahren an der Bauchaorta, einschl. Laparotomie wie z. B. Ausschälplastik mit und ohne Patch-Plastik, Interposition von Rohrprothesen, aortoaortaler Bypass. Die Implantation einer Bifurkationsprothese beinhaltet die notwendige Rekonstruktion *beider* Beckenarterien. Diese Zusatzmaßnahme rechtfertigt die zusätzliche Berechnung mit der Geb.-Nr. 2845 zweimal. Die Implantation einer Viszeralarterie ist kein notwendiger Bestandteil des Eingriffes und ist als selbständige Leistung nach Geb.-Nrn. 95 ff. gesondert berechenbar.

2845 *Rekonstruktive Operation an den Beckenarterien einseitig* **3000**

Die unterschiedlichen Rekonstruktionsverfahren, Ausschälplastik mit und ohne Patch, Bypass-Verfahren und Gefäßprotheseninterposition sind für die A. iliaca communis, externa und interna zusammengefaßt. Die beidseitige Rekonstruktion berechtigt eine zweimalige Berechnung (siehe auch unter Geb.-Nr. 2843).

2846 *Rekonstruktive Operation an den Arterien eines Oberschenkels (Profundaplastik, femoro-popliteale Umgehungsoperation mit körpereigener Vene oder mit Gefäßprothese)* **3500**

Hierunter fällt die Rekonstruktion mit ihren jeweils unterschiedlichen Techniken in Abhängigkeit vom Lokalbefund. Die Entnahme körpereigener Venen ist gesondert nach Geb.-Nr. 2835 berechenbar.

2847 *Axillofemorale oder femorofemorale Umleitungsoperation* **3000**

Mit der femorofemoralen Umleitung ist die Umleitung von einem Bein zum anderen gemeint (Cross-over-Bypass). Gilt auch für den iliakofemoralen Überkreuzungs-Bypass. Sollte körpereigenes Material verwandt werden, so ist die Entnahme nach Geb.-Nr. 2835 zusätzlich berechenbar.

2848 *Rekonstruktive Operation an einer Kniekehlenarterie (Ausschälplastik, Bypass-Operation, Dekompression der Arterie bei Adventitiazysten oder Entrapmentsyndrom)* **4200**

Diese Leistungsbeschreibung faßt die unterschiedlichen Operationsmethoden in Abhängigkeit vom Lokalbefund zusammen. Die hierfür ggf. erforderlichen Venen- oder Arterienentnahmen sind nach Geb.-Nrn. 2835 bzw. 2836 gesondert berechenbar.

2849 *Rekonstruktive Operation an einer Unterschenkelarterie, einschl. einer Umleitungs- oder Bypass-Operation vom Oberschenkel* **4800**

Die Einzahl in der Legende läßt die Mehrfachberechnung der Geb.-Nr. 2849 dann zu, wenn gleichzeitig weitere Unterschenkelarterien rekonstruiert werden müssen. Die ggf. notwendige periphere AV-Fistel nach Rekonstruktionen im Unterschenkelbereich kann nur nach Geb.-Nrn. 95 ff. abgerechnet werden. Die Geb.-Nrn. 2850 und 2851 sind nur für den AV-Shunt zur Hämodialyse vorgesehen. Die Entnahme eines Venenteils zur Verwendung als zusätzliche Patch-Plastik ist nach Geb.-Nr. 2835 zusätzlich berechnungsfähig.

2850 *Anlage eines arteriovenösen Shunts* **1500**
zur Hämodialyse (Z.-Nrn. 82/87)

Es handelt sich um eine Verbindung zwischen dem arteriellen und venösen Gefäßsystem mittels eines Shunts mit externem Anschluß an ein Hämodialyseaggregat. In die Leistungslegende ist die Verwendung verschiedenster Ersatzmaterialien eingeschlossen.
Bei Frühverschluß des AV-Shunts sind die notwendige Thrombektomie und Rekonstruktion nach Geb.-Nr. 2870 berechenbar.

2851 *Anlage eines arterio-venösen Shunts* **2100**
zur Hämodialyse, mit freiem Transplantat (Z.-Nrn. 83/88)

Die Entnahme eines Venenteils im Rahmen eines arteriovenösen Shunts ist zusätzlich nach Geb.-Nr. 2835 berechenbar.
Bei Frühverschluß des AV-Shunts sind die notwendige Thrombektomie und Rekonstruktion nach Geb.-Nr. 2870 berechenbar.

2852 *Beseitigung eines arterio-venösen* **1200**
Shunts

Die Legende beinhaltet die Entfernung des Fremdmaterials des Shunts sowohl im arteriellen als auch im venösen Bereich, ggf. mit und ohne Wiederherstellung der normalen Gefäßstrombahn.

2860 *Exstirpation oder subfasziale Ligatur* **400**
von jeweils bis zu drei Seitenastvarizen oder insuffizienten Perforansvenen als selbständige Leistung (Z.-Nrn. 80/85)

1 ... Exstirpation oder subfasziale Ligatur ...
2 ... von jeweils bis zu drei ...
3 ... Seitenastvarizen ...
4 ... als selbständige Leistung ...

Gemeint sind die Exstirpation der epifaszialen Seitenastvarizen. Die alleinige epifasziale Ligatur stellt noch keine berechnungsfähige Leistung dar. Die subfasziale Ligatur der insuffizienten Perforansvenen ist unter dieser Geb.-Nr. jedoch berechenbar.
Der Leistungslegende entsprechend ist die Geb.-Nr. 2860 nach der 4. Exstirpation oder Ligatur zweimal, ab der 7. dreimal berechnungsfähig.
Werden die Leistungen im Rahmen der Geb.-Nrn. 2861 und 2862 erbracht, so sind sie nicht berechnungsfähig.

2861 *Crossektomie oder Exstirpation der* **1500**
Vena saphena magna und/oder parva, ggf. einschl. Exstirpation oder subfaszialer Ligatur von Seitenastvarizen oder insuffizienten Perforansvenen (Z.-Nrn. 82/87)

Die Trennung Crossektomie/Exstirpation durch „oder" bedeutet, daß entweder die Crossektomie als alleiniger Eingriff oder die Exstirpation der V. saphena magna als alleiniger Eingriff berechnet werden können. Wird der Eingriff gleichzeitig an beiden Beinen vorgenommen, kann er auch zweimal berechnet werden.
Dagegen ist bei der gleichseitigen Crossektomie oder Exstirpation der V. saphena magna und der V. saphena parva an demselben Bein die Geb.-Nr. 2861 nur einmal ansetzbar („und/oder"), obwohl es sich dann um einen Eingriff mit erheblich größerem zeitlichen und materiellen Aufwand handelt. Eine Korrektur der Legende oder der Bewertung ist hier erforderlich.
Die mit dem Eingriff evtl. notwendige zusätzliche Exstirpation epifaszialer Seitenastvarizen oder subfaszialer Ligaturen insuffizienter Perforansvenen sind Bestandteil des Eingriffes. Sie können daher nicht zusätzlich nach Geb.-Nr. 2860 abgerechnet werden.

2862 *Crossektomie und Exstirpation der V.* **2000**
saphena magna und/oder parva, ggf. einschl. Exstirpation oder subfasziler Ligatur von Seitenastvarizen oder insuffizienten Perforansvenen (Z.-Nrn. 83/88)

Der höhere Punktwert zu Geb.-Nr. 2861 resultiert aus der Kombination der Crossektomie mit der

Exstirpation der V. saphena magna und/oder parva.
Wird der Eingriff gleichzeitig an beiden Beinen vorgenommen, kann er auch zweimal berechnet werden.
Zur gleichseitigen Operation der V. saphena magna und V. saphena parva siehe Kommentar zu Geb.-Nr. 2861.

2870 *Rekonstruktive Operation an den Kör-* **2200** *pervenen unter Ausschluß der Hohlvenen (Thrombektomie, Transplantatersatz, Bypass-Operation) (Z.-Nrn. 83/88)*

Beinhaltet *alle* möglichen rekonstruktiven Eingriffe an den Körpervenen, unabhängig vom Lokalbefund und notwendigen Gefäßersatzmaterialien. Eingriffe an den Hohlvenen allein oder in Kombination mit Eingriffen an den Körpervenen sind zusätzlich nach Geb.-Nr. 95 ff. berechenbar.
Mehrere Eingriffe an der gleichen oder an verschiedenen Venen sind gesondert berechenbar.

2871 *Rekonstruktive Operation an den Kör-* **3200** *pervenen unter Ausschluß der Hohlvenen (Thrombektomie, Transplantatersatz, Bypass-Operation) mit Anlegen einer temporären arterio-venösen Fistel (Z.-Nrn. 83/85)*

Siehe Kommentar zu Geb.-Nr. 2870. Ansonsten ist hier nur die zusätzliche Anlegung einer AV-Fistel in die Leistungslegende einbezogen.
Kommt es nicht zum Spontanverschluß der AV-Fistel, so ist der notwendig werdende Verschluß der AV-Fistel nach Geb.-Nr. 2852 berechnungsfähig.

MIX
Papier aus verantwortungsvollen Quellen
Paper from responsible sources
FSC® C105338

If you have any concerns about our products,
you can contact us on
ProductSafety@springernature.com

In case Publisher is established outside the EU,
the EU authorized representative is:
**Springer Nature Customer Service Center GmbH
Europaplatz 3, 69115 Heidelberg, Germany**

Printed by Libri Plureos GmbH
in Hamburg, Germany